Alexander Weber

# Macht Krankenhaus Kinder krank?

Wie Kinder Leid und Unwohlsein ausdrücken

disserta Verlag

**Weber, Alexander: Macht Krankenhaus Kinder krank? Wie Kinder Leid und Unwohlsein ausdrücken, Hamburg, disserta Verlag, 2014**

Buch-ISBN: 978-3-95425-740-9
PDF-eBook-ISBN: 978-3-95425-741-6
Druck/Herstellung: disserta Verlag, Hamburg, 2014
Covermotiv: © laurine45 – Fotolia.com

**Bibliografische Information der Deutschen Nationalbibliothek:**
Die Deutsche Nationalbibliothek verzeichnet diese Publikation in der Deutschen Nationalbibliografie; detaillierte bibliografische Daten sind im Internet über http://dnb.d-nb.de abrufbar.

© disserta Verlag, Imprint der Diplomica Verlag GmbH
Hermannstal 119k, 22119 Hamburg
http://www.disserta-verlag.de, Hamburg 2014
Printed in Germany

# Inhaltsverzeichnis

**1. Konzeption der Arbeit**

1.1. Problemstellung ................................................................. 6

1.2. Zielstellung ..................................................................... 7

1.3. Wissenschaftliche Fragenstellungen.............................. 7

1.4. Untersuchungsdesign

    1.4.1. Vorbereitung zur Forschungsphase ............................. 8

    1.4.2. Instrumente der Datenerhebung ................................... 9

    1.4.3. Die offene teilnehmende Beobachtung ........................ 9

    1.4.4. Das fokussierte Interview............................................. 10

    1.4.5. Untersuchungspopulation und Stichprobenauswahl..... 11

    1.4.6. Durchführung der Untersuchung................................. 12

    1.4.7. Grenzen der Untersuchung......................................... 13

    1.4.8. Das Auswertungsverfahren nach Mayring .................. 13

    1.4.9. Ergebnisse der Untersuchung .................................... 15

1.5. Recherche und Bewertung der Literatur ....................... 15

1.6. Aufbau der Arbeit ............................................................ 17

**2. Theoretischer Rahmen**

2.1. Der Begriff der Zufriedenheit und gängige Abfragemethoden.......... 18

2.2. Reaktionen von PatientInnen auf Zufriedenheitsabfragen .............. 19

2.3. Der Begriff der Empfindung.............................................. 20

2.4. Kindliche Bedürfnisse....................................................... 21

    2.4.1. Bedürfnis nach Sicherheit .......................................... 23

    2.4.2. Bedürfnis nach Zugehörigkeit und Liebe .................... 27

        2.4.2.1. Zuwendung durch Erwachsene............................ 28

        2.4.2.2. Stabilität............................................................... 28

        2.4.2.3. elterliche Fürsorge............................................... 28

    2.4.3. Bedürfnis nach Wertschätzung .................................. 29

    2.4.4. Bedürfnis nach Selbstverwirklichung.......................... 29

    2.4.5. Bewegung.................................................................... 29

2.5. Umgang mit kindlichen Bedürfnissen

    2.5.1. Kommunikation im Umgang mit Bedürfnissen.............. 31

    2.5.2. Geschichtlicher Rückblick ........................................... 32

    2.5.3. Das Verständnis von Sorge und Pflege nach P. Benner .............. 33

2.6. Fazit zum theoretischen Rahmen ................................... 35

**3. Darstellung der Beobachtungen**

3.1. Die Beobachtungen dargestellt nach den Lebensaktivitäten

    von N. Roper ..................................................................... 36

3.2. Darstellung der Beobachtungen

3.2.1. Lebensaktivität „Für eine sichere Umgebung sorgen"

    3.2.1.1. Angst vor pflegerischen/ärztlichen Maßnahmen .................. 36

    3.2.1.2. Angst vor Schmerz .............................................. 39

    3.2.1.3. Fazit ..................................................................... 39

    3.2.1.4. Alterstypische kindliche Ängste............................ 41

3.2.1.5. Fazit ........................................................................... 42

**3.2.2. Lebensaktivität „Sich beschäftigen, spielen und lernen"**

3.2.2.1. Das Spielzimmer ................................................... 43
3.2.2.2. Fazit ........................................................................ 44
3.2.2.3. Spielen mit anderen Kindern.................................. 45
3.2.2.4. Fazit ........................................................................ 47
3.2.2.5. Sich beschäftigen .................................................. 47
3.2.2.6. Fazit ........................................................................ 49
3.2.2.7. Sich bewegen ........................................................ 49
3.2.2.8. Fazit ........................................................................ 52
3.2.2.9. Lernen .................................................................... 53
3.2.2.10. Fazit...................................................................... 53

**3.2.3. Lebensaktivität „Schlafen"**

3.2.3.1. Die Unterbringung von Kindern mit Eltern............. 53
3.2.3.2. Fazit ........................................................................ 54
3.2.3.3. Mitaufnahme von Eltern.......................................... 55
3.2.3.4. Fazit ........................................................................ 55
3.2.3.5. Schlafqualität.......................................................... 56
3.2.3.6. Fazit ........................................................................ 58

**3.2.4. Lebensaktivität „Kommunizieren"**

3.2.4.1. Kommunikation im Umgang mit Bedürfnissen........ 59
3.2.4.2. Fazit ........................................................................ 63

**3.3. Zusammenfassende Beurteilung der Beobachtungen**

3.3.1. Erfassen von Empfindungen...................................... 64
3.3.2. Umgang mit kindlichen Bedürfnissen........................ 64

**4. Empfehlungen** ........................................................................ 65

**5. Schlussbemerkungen und Ausblick**.................................... 67

**6. Thesen zur Diplomarbeit** ..................................................... 67

**7. Literaturverzeichnis**

7.1. Bücher ........................................................................... 69
7.2. Zeitschriften................................................................... 71
7.3. Graue Literatur .............................................................. 72
7.4. Internet .......................................................................... 72

**8. Anhang** ................................................................................... 74

**„Bei allem, was man mit einem Kind tut, soll man wissen, warum man es tut!"** Anna Freud

*Für Kassian.*

# 1. Konzeption der Arbeit

## 1.1. Problemstellung

Seit Januar 2000 sind Leistungserbringer des Gesundheitssektors dazu verpflichtet, Qualitätssicherung zu betreiben.[1] Kern dieser Bemühungen sind Aufrechterhaltung von Pflegequalität und Vermeidung von Fehlern (Vgl. Perschke-Hartmann 2001, S. 42). Im Rahmen des internen Pflegemanagementsystems bitten Qualitätsmanager beispielsweise Patienten Stellung zu nehmen, wie sie ihren stationären Aufenthalt bewerten. Ergebnisse dieser Zufriedenheitsabfragen, in der Regel per Fragebogen erfasst, verschaffen einen Blick von außen auf die angebotenen stationären Leistungen. Darüber hinaus, können sie Einfluss auf die Gestaltung von Handbüchern nehmen und sind Bestandteil von Zertifizierungsverfahren mit denen sich das Unternehmen nach außen präsentiert (Vgl. Keitel, P. 2002, S. 39). Daher etabliert sich mehr und mehr der Einsatz von Fragebögen in Krankenhäusern.

Ergebnisse aus diesen Patientenbefragungen können für eine Einrichtung sehr wichtig sein, so sie Mängel aufzeigen, die es zu beseitigen gilt. Dies setzt aber voraus, dass solche Befragungen auch hilfreiche Daten liefern. Oft sind aber PatientInnen nicht in der Lage, ihren Krankenhausaufenthalt objektiv zu bewerten. Ob die aktuell durchgeführten Befragungen diesen Anforderungen entsprechen, ist nicht hinreichend geklärt: Systematisch angelegte Patientenbefragungen, quantitativen oder qualitativen[2] Ursprungs, gibt es in Deutschland erst seit den 1990er Jahren (Vgl. Hinz, A. 2006, S. 179). Daher existieren über Nutzen und Effektivität kaum theoretischen Untersuchungen (Vgl. Aust, B. 1994, zitiert in Hinz).

Unter der Annahme, dass Qualitätssicherung grundsätzlich sinnvoll ist, und PatientInnen einen Nutzen aus dieser ziehen, stellt der Autor sich die Frage, wie sie auf Kinderstationen sinnvoll betrieben werden kann.

Mithilfe von teilnehmender Beobachtung und fokussiertem Interview wird nach einer Möglichkeit gesucht, Aspekte des Krankenhausalltages zu erfassen, die zum einen verbesserungswürdig sind und zum anderen für die Zielgruppe stationär aufgenommener Kinder relevant sind.

Qualitätssicherung dient aber nicht nur der Erfüllung von Sozialgesetzen und marktwirtschaftlichen Anforderungen: Besonders Kinder befinden sich im physischen wie psychischen Wachstumsprozess und sind daher körperlich wie emotional wesentlich verwundbarer als Erwachsene und sollten durch gute Be-

---

[1] Vgl. § 135a Sozialgesetzbuch V.
[2] In diesem Zusammenhang: quantitativ: Fragebogen; qualitativ: Interview.

handlung, physisch wie psychisch, einen besonderen Schutz während ihres stationären Aufenthaltes genießen.

Aufgrund dieser kindlichen Verwundbarkeit sollte ein Krankenhaus prüfen, ob Zufriedenheitsabfragen, die in der Regel kurz vor Ende oder nach der Entlassung realisiert werden, das geeignete Mittel sind, um adäquat und zeitnah auf Bedürfnisse und Empfindungen stationär aufgenommener Kinder eingehen zu können. Zur Erfüllung von Zertifizierungsstandards mögen sie sinnvoll sein, zeigen aber nur im Nachhinein verbesserungswürdige Aspekte auf.

## 1.2. Zielstellung

Ziel dieser Diplomarbeit ist die Entwicklung eines Modells, in dem Erfassung und Umgang mit kindlichen Empfindungen zeitnah und adäquat erfolgen.

**Unterziel**

- Überprüfung, ob Kinderkrankenschwestern[3] die für dieses Modell geeigneten Beobachterinnen sind.

**Annahmen**

- Viele Kinder sind nicht in der Lage, ihren im Krankenhaus erlebten Empfindungen im Nachhinein sprachlich oder schriftlich Ausdruck zu verleihen.
- Kindliche Empfindungen müssen zeitnah erfasst werden.
- Kindliche Empfindungen beziehen sich nicht nur auf Pflege und Behandlung.
- Kindliche Empfindungen können von geschultem Personal erkannt werden.
- Eine Beobachtung verhilft zu Erkenntnissen, die in einem Fragebogen im Vorfeld nicht bedacht werden können.
- Der Erkenntnisgewinn erfassbarer Empfindungen wird umso größer, je länger die Kinder stationär aufgenommen sind.

## 1.3. Wissenschaftliche Fragestellungen

1. Welche Parameter drücken kindliche Empfindungen aus?

---

[3] Da ein Vielfaches mehr an Kinderkrankenschwestern als –pfleger auf Kinderstationen tätig ist, wird im Folgenden der Begriff „Kinderkrankenschwester" genutzt.

2. Wie können diese Parameter methodisch erfasst werden?
3. Wie geht das Pflegepersonal mit kindlichen Empfindungen um?
4. Wie sollte das Pflegepersonal mit kindlichen Empfindungen umgehen?

## 1.4. Untersuchungsdesign

### 1.4.1. Vorbereitung der Forschungsphase

Im Vorfeld der anstehenden Forschungsphase beschäftigte den Verfasser die Frage, ob und in welcher Form in deutschen Kinderkrankenhäusern das Befinden stationär aufgenommener Kinder ermittelt wird. Daher befragte er telefonisch Mitarbeiter aus 30 deutschen Kinderkrankenhäusern, die für das Qualitätsmanagement zuständig waren.

Die erste Frage lautete: „Führen Sie Zufriedenheitsbefragungen auf Ihren Kinderstationen durch?". In sechs der 30 befragten Einrichtungen wurde diese Frage positiv beantwortet. Diesen sechs Kliniken wurde die zweite Frage gestellt: „Welche Änderungen haben Sie aufgrund dieser Befragung durchgeführt?" – Antwort: „Bereitstellung von Getränken im Wartebereich", „Mitaufnahme von Eltern", „Bedingung der KTQ-Zertifizierung"[4], „Verbesserung der Informationspolitik" und „Reaktion auf Elternbeschwerden". In einem Kinderkrankenhaus hatte man auf Wunsch der Kinder ein Planschbecken aufgestellt.

Für den Verfasser ergab sich aus diesen Ergebnissen:

- Nur wenige Kinderkrankenhäuser führen Zufriedenheitsbefragungen durch.
- Die oben dargestellten Ergebnisse und Veränderungen dienen eher dem Zufriedenheitsempfinden der begleitenden Eltern als dem der Kinder.
- Bis auf das Planschbecken und den damit verbundenen Wunsch nach Spiel und Abkühlung wurden keine verwertbaren Aspekte für die Ermittlung von Faktoren, die das Befinden stationär aufgenommener Kinder widerspiegeln könnten, entdeckt.
- Es besteht Forschungsbedarf, um sich der Erfassung empfindungsrelevanter Faktoren annähern zu können.

---

[4] Abkürzung für: Kooperation für Transparenz und Qualität im Gesundheitswesen.

### 1.4.2. Instrumente der Datenerhebung

Um eine möglichst genaue Datenerhebung durchführen zu können, wurde ein Methodenmix aus teilnehmender Beobachtung und fokussiertem Interview konstruiert.

### 1.4.3. Die offene teilnehmende Beobachtung

Sie ist Hauptbestandteil dieser Arbeit, weil durch sie laut Burns und Grove „Informationen aus erster Hand und zeitnah in einer natürlich auftretenden Situation" gesammelt werden können. Ihr Ansatz ist qualitativ und unstrukturiert, weil der Forschende als Lernender fungiert, mit der Frage „Was geschieht hier?". Sie ist Methode der Wahl, wenn

> „komplexe Interaktionsmuster und Handlungsbezüge in dem lebensweltlichen Kontext der Akteure beschrieben werden sollen. In der Kindheitsforschung gelten (freie) Beobachtungen seit jeher als eine der Schlüsselmethoden, nicht zuletzt, da hier [...] der „Sprachbarriere" begegnet werden kann." (Vgl. Burns/Grove 2005, S. 436).

Als Beobachter ist man Teil der Situation und kann deshalb häufig den Sinn der Situation verstehen. (Vgl. Mey 2006, S. 7). Gerade für die Forschung mit Kindern ist diese Methode sinnvoll, weil sie vertrauensaufbauend ist (Vgl. Girtler, 2001, S. 114).

Die Beobachtung dient nach Lamnek der Gewinnung hypothetisch nicht erwarteter, unvorhergesehener Ereignisse wie Verhaltensweisen, Meinungsäußerungen etc. Dieser Informationengewinn dient weiter- und tiefer gehenden Erkenntnissen (Vgl. Lamnek, 2005, S. 634).

Bestandteile der Beobachtung sind:

- Beschreibung des Umfeldes
- anwesende Personen
- Vorgeschichte des Kindes
- Eindrücke des Beobachters

Wie in der quantitativen Datengewinnung gelten auch für die qualitative Forschung Regeln, die für Erfolg und Aussagekraft der teilnehmenden Beobachtungen maßgeblich sind. So ist es wichtig, dass der Forscher ein gutes Kommunikationsvermögen besitzt, um Fragen der Teilnehmer kompetent beantworten zu können und andere Situationen auffangen zu können, z.B. eine einsetzende Lustlosigkeit oder Unwohlsein der Teilnehmer gegenüber der Beobachtung.

Des Weiteren muss sich der Forscher in die TeilnehmerInnen der Beobachtung hineinversetzen können. Teilnehmende Beobachtung wird erst sinnvoll, wenn die gemachten Aussagen und Verhaltensweisen so interpretiert werden, dass sie versteh- und nachvollziehbar sind (Vgl. Lamnek, 2005, S. 100ff). Dies geschieht auf Basis des direkten Bezuges zur empirischen Wirklichkeit – hier die Kinderstation und die an der Beobachtung teilnehmenden Kinder.

Eine Erhöhung der Glaubwürdigkeit durch Verwendung geeigneter Vergleichsgruppen ist hilfreich. Allerdings konnten diese aufgrund der wenigen Kinder gleichen Alters und ähnlicher Krankheitsbilder innerhalb des relativ kurzen Forschungszeitraums von drei Monaten nicht gebildet werden.

Während einer teilnehmenden Beobachtung sollte sich der Forscher so weit wie möglich mit Kommunikation und Interaktion zurückhalten, um einen möglichst hohen Grad an Objektivität zu erreichen. Dieser Grad der Teilnahme liegt auf einer Skala von vier Merkmalen zwischen dem dritten (Beobachter als Teilnehmer) und dem vierten (reiner Beobachter ohne Interaktion mit dem Feld)[5] (Vgl. Lamnek 2004, S. 575). Wenn es die Umstände erforderlich machen, dürfen sich Forscher und Kind unterhalten. Fließen Ergebnisse aus diesen Gesprächen mit in die Forschung ein, müssen sie allerdings aufgrund eines möglichen Täuschungsversuchs bzw. Versuchs der Einflussnahme auf den Forscher kritisch betrachtet werden (Vgl. Ulich 1989, S. 83). Diese Situation kann entstehen, wenn Eltern während der Beobachtung Unmut über Begebenheiten äußern, die nicht im Zusammenhang mit der Beobachtung stehen.

### 1.4.4. Das fokussierte Interview

An die Beobachtungen schloss sich jeweils das fokussierte Interview an. Der Forscher wählte diese Methode, um sowohl Erkenntnisse über unentdeckte Beobachtungen zu gewinnen als auch Eltern und Kind mithilfe eines qualitativen Interviewansatzes die Möglichkeit zu geben, ihnen wichtig erscheinende Aspekte der Beobachtung hinzuzufügen (Vgl. Lamnek 1995, S. 79). Zudem war es für die Forschung wichtig, die im Vorfeld gewonnene Hypothese „Viele Kinder sind nicht in der Lage, ihren im Krankenhaus erlebten Empfindungen im Nachhinein sprachlich oder schriftlich Ausdruck zu verleihen." zu verifizieren bzw. falsifizieren. Diese Überprüfung ist zum einen relevant im Hinblick auf die Frage nach der Effektivität von Fragebogenergebnissen. Zum anderen soll überprüft werden, ob sich Beobachtungen und Aussagen der Kinder decken, ob „also andere Reaktionen des Befragten auf die Situation festzustellen" sind (Vgl. Lamnek 1995, S. 79). Die Beantwortung dieser Frage setzt nach Lamnek voraus, dass sich der

---

[5] (1) Völlige Identifikation mit dem Feld, (2) Teilnehmer als Beobachter, (3) Beobachter als Teilnehmer, (4) reiner Beobachter ohne Interaktion mit dem Feld (vollständige Beobachtung).

Forscher mit der realen Feldsituation auskennt, in der sich die Befragten befinden.

Auf dieser Grundlage dienten folgende Fragen als Leitfaden:

Kind:
1. Was hat Dir heute gut gefallen?
2. Was hat Dir heute nicht gut gefallen?
3. Was hast Du heute am meisten vermisst?

Eltern:
1. Was hat Ihrem Kind heute gut gefallen?
2. Was hat Ihrem Kind heute nicht gut gefallen?
3. Was hat Ihr Kind heute am meisten vermisst?

## 1.4.5. Untersuchungspopulation und Stichprobenauswahl

Im Fokus der Untersuchung standen stationär aufgenommene Jungen und Mädchen im Alter zwischen sechs und zehn Jahren. Andere anwesende Eltern und Kinder sowie das klinische Personal bereicherten die Beobachtungen zwar, standen aber nicht im Mittelpunkt.[6] Insgesamt fanden sechs Beobachtungen statt: Bei drei Kindern waren die Eltern anwesend; die anderen drei Kinder waren alleine aufgenommen, bekamen aber morgens und abends Besuch von den Eltern.

Die untere Altersbegrenzung der beobachteten Kinder von sechs Jahren rechtfertigt sich aus der „mangelnden narrativen Kompetenz" noch jüngerer Kinder[7]. Hier hätte das an das Kind gerichtete Interview an Aussagekraft einbüßen können.

Die obere Altersbegrenzung bis zum zehnten Lebensjahr ist zum einen der Tatsache geschuldet, dass ältere Kinder zwar für ein Interview zur Verfügung stehen, sich aber ungern beobachten lassen.[8]

Weitere Bedingung für die Teilnahme an der Forschung war, dass die Beobachtung frühestens zwei Tage nach Aufnahme und spätestens einen Tag vor der Entlassung stattfinden sollte. Da die durchschnittliche Verweildauer auf dieser Station bei fünf Tagen liegt, war der Zeitraum von vier Tagen als ausreichend hinzunehmen. Kinder mit kürzerer Verweildauer hätten unter Umständen eine mögliche unzureichende Beachtung ihrer Bedürfnisse für eine gewisse Zeit in Kauf genommen.

---

[6] Beobachtet wurde etwa die Lage des intravenösen Zugangs, um zu sehen, ob auch diese Kinder durch ungünstige Lage behindert wurden.
[7] Vgl. www.familienhandbuch.de/cmain/f_Fachbeitrag/a_Kindheitsforschung/s_940.html
[8] Ein zehnjähriges Mädchen begründete ihre Absage auf die Nachfrage, sie beobachten zu dürfen mit dem Ausruf: „Ich bin doch kein Affe in Afrika!"

Hierzu stellte der Beobachter die Vermutung auf, dass der Erkenntnisgewinn von beobachtbaren Aspekten umso größer wäre, je länger die Kinder aufgenommen waren. Dieser Erkenntnisgewinn würde unter Umständen mit näher rückender Entlassung wieder abnehmen.

## 1.4.6. Durchführung der Untersuchung

Die Durchführung der Forschungsprojektphase war auf die Monate Oktober 2006 bis Januar 2007 beschränkt. Aus betrieblichen Gründen begannen die ersten Beobachtungen mit einer Verzögerung von 6 Wochen, d.h. Mitte November. Absagen von infrage kommenden Kindern schränkten die zu untersuchende Population nochmals ein. Daher fand ein Pretest nicht statt, sodass alle erhobenen Daten verwertet werden mussten.

Im Vorfeld waren die Auswahlkriterien vom Forscher an die Leitung der Station weitergegeben worden. Diese traten dann mit Eltern und Kind in Verbindung. Waren letztere mit der Beobachtung einverstanden, wurde ein Termin vereinbart.

Die Beobachtungen begannen unmittelbar, nachdem sich der Forscher Eltern und Kind vorgestellt hatte. Fragen wurden im Vorfeld geklärt. Sodann unterschrieben Eltern und Kind eine Einverständniserklärung, mit der sie die Erlaubnis zur Beobachtung erteilten. Allen Beteiligten erklärte der Forscher, dass die persönlichen Daten verschlüsselt würden, sodass später niemand darauf zurückgreifen könnte.

Die Beobachtung endete nach jeweils 60 Minuten. Lediglich eine Beobachtung dauerte - mit Einverständnis der Betroffenen - 75 Minuten. Waren andere Kinder und Angehörige in unmittelbarer Nähe, wurden sie im Vorfeld von der Beobachtung informiert. In keinem Fall äußerten sie Bedenken.

Mit Beginn der Beobachtung setzte sich der Forscher etwas abseits in eine Ecke des Raumes. Eindrücke wurden sofort in chronologischer Reihenfolge verschriftlicht. Gelegentlich stellte der Forscher Fragen zum besseren Verständnis.

Gab es Momente, in denen der Forscher das Gefühl bekam, die Beobachtung könnte dem Kind oder seinen Angehörigen unangenehm sein, versuchte er durch eine Bemerkung, die von der Beobachtung ablenkte, die aufgebaute Spannung zu lösen. Dieser Partizipationsgrad des Beobachters heißt bei Lamnek: „Beobachter als Teilnehmer" (Vgl. Lamnek, 2005, S. 575).

Unmittelbar nach Ende der Beobachtungen, schlossen sich die Interviews an. Die Eltern begannen mit der Beantwortung der Fragen, dann folgten die Kinder. Die Interviews fanden so statt, dass die Kinder die Antworten der Eltern nicht kannten. Ergebnisse wurden stichpunktartig aufgeschrieben.

### 1.4.7. Grenzen der Untersuchung

Die Beobachtungen konnten nicht auf alle Tageszeiten verteilt werden. Dies wäre von Nutzen gewesen, weil jede Tageszeit ihre eigenen Schwierigkeiten und Herausforderungen mit sich bringt.[9] Organisatorische Probleme und Befindlichkeiten von Kindern und Angehörigen mussten hier berücksichtigt werden.

Außerdem kam es vor, dass Eltern in der Beobachtung eine Möglichkeit sahen, Ärgernisse über bestimmte Vorkommnisse im Krankenhaus gegenüber dem Beobachter zu artikulieren. Hier manifestiert sich die emotionspsychologische Erkenntnis, dass „verbale Daten" gezielte Versuche von Täuschung oder einen Versuch von Manipulation gegenüber dem Forscher bedeuten können (Vgl. Ulich 1989, S. 83) und damit die Ergebnisse beeinflussen können.

Sichtweisen der MitarbeiterInnen der Kinderstation blieben unberücksichtigt. Genauso wenig wurden Hintergründe für bestimmte Handlungsmuster oder Strukturen erfragt.

Des Weiteren wurden verbesserungswürdige Aspekte beobachtet, die in der praktischen Umsetzung aber keinen Lösungsansatz boten. Etwa die Unmutsäußerung eines Jungen, der einen Zimmerkameraden als unangenehm empfand, scheiterte mithilfe der Klassifikation nach Donabedian in der Kriteriensuche.

Durch die laufende Materialverringerung in Auswertung und Analyse qualitativer Interviews nach Lamnek sind Fehlinterpretationen nicht auszuschließen (Vgl. Lamnek, 2005, S. 404).

Nicht alle stattfindenden Dialoge, Mimiken oder Gestiken konnten vom Forscher erfasst werden.

Verständnisfragen wurden vom Forscher bereits während der Beobachtungen gestellt. Einige Fragen ergaben sich aber erst während der Transkribierungs- und Auswertungsphase und blieben daher unbeantwortet.

### 1.4.8. Das Auswertungsverfahren nach Mayring

Die Auswertung des Beobachtungsmaterials fand nach Mayring statt. Hierbei wurden die Analyseschritte von Zusammenfassung, Explikation und Strukturie-

---

[9] Morgens leiden die Kinder erfahrungsgemäß weniger unter Langeweile, weil Untersuchungen und Behandlungen anstehen oder Schulunterricht und Spieltherapie angeboten werden.

rung angewandt (Vgl.: Lamnek 1995, S. 215). Diese Schritte sind für die Überprüfung auf Verbesserungsmöglichkeit relevant. Aufgrund des größeren Volumens sind sie nicht im Ergebnisteil zu finden, sondern im Anhang nachzuschlagen.

**a) Zusammenfassung**

Die Bestimmung und Zusammenfassung der Analyseeinheiten unter dem Gesichtspunkt „geäußerte Empfindung" läuft Text und Schema- geleitet ab. In dieser Methodik werden die beobachtungsrelevanten Empfindungen in drei Schritten kategorisiert:

aa) Einordnung in die Aspekte „persönliche Empfindungen", „Umgebung", „Inventar", „Organisation", „Personal", „Essen", „Behandlung" und „allgemeine Umstände",

ab) Interpretation angenehmer bzw. unangenehmer Empfindungen,

ac) Trennung von kindlichen und elterlichen Aspekten.

Innerhalb der im Anhang befindlichen Zusammenfassung ist das Material mithilfe des 1. Reduktionsschrittes selektiert und paraphrasiert; unwesentliche Aspekte wurden gestrichen (Vgl. Mayring 2000, S. 59).

**b) Explikation**

Das paraphrasierte und kategorisierte Material wurde in diesem Schritt generalisiert, wobei die Paraphrase der besseren Nachvollziehbarkeit halber mit aufgeschrieben wurde. Durch das Herantragen zusätzlichen Materials[10] wurden die Generalisierungen dem zweiten Reduktionsschritt unterzogen. Dies geschah unter Zuhilfenahme der Qualitätsdimensionen von Struktur, Prozess und Ergebnis nach A. Donabedian (Vgl. Lecher, 2002, S. 21), mit denen gleichzeitig der Anspruch der Strukturierung nachgekommen wurde.

In drei Prozessschritten (Qualität, Standard, Kriterium) wurden als Unmutsäußerung interpretierte Aspekte auf ihre Verbesserungsfähigkeit untersucht. Nicht verbesserbare Kriterien wurden an dieser Stelle aus dem Kategoriengebilde unter Nennung eliminiert.

**c) Strukturierung**

Die inhaltliche Strukturierung wurde auf der Explikationsebene unter der Heranziehung der nach A. Donabedian festgelegten Kriterien von Struktur (vorgefundene Struktur), Prozess (Interaktionsebene) und Ergebnis (Heilungsresultat) voll-

---

[10] Das zusätzliche Material ergab sich aus Fachliteratur (Lehrbücher der Kinderkrankenpflege) und Expertenwissen des Forschers.

14

zogen. Dies dient der Klärung des Zuständigkeitsbereiches (Pflege, ärztliche Zuständigkeit, Verwaltung etc.).

Aspekte, die vom Beobachter als angenehme Empfindung interpretiert worden waren, wurden nicht außer Acht gelassen, sondern dem gleichen Prozess nach Donabedian unterzogen. Dies dient dem entsprechenden Personal als positive Verstärkung auf bereits adäquaten Umgang mit Empfindungen von Kindern.

### 1.4.9. Ergebnisse der Untersuchung

Nach verschiedenen Zwischengesprächen über Methode und Zeitpunkte der Untersuchung mit der Leitung der Kinderklinik fand am 22. Mai 2007 die Präsentation der Ergebnisse statt.[11] Hierzu wurden im ersten Teil der Darstellung transkribierte Aspekte der Beobachtung, welche der 1. Reduktionsstufe unterzogen worden waren, in die Lebensaktivitäten nach N. Roper (Vgl. Hoehl et al. 2002, S. 53) eingeordnet. Im zweiten Teil der Darstellung standen die Ergebnisse der fokussierten Interviews in wörtlicher Rede im Mittelpunkt.

Die Leitung zeigte sich zufrieden mit den beobachteten Aspekten und äußerte, dass sie die Station in den Ergebnissen wieder finden könnte. Es erfolgte eine Einladung zur Präsentation der Ergebnisse für die Angehörigen der Station im Juli 2007. Einige Wochen später sollen sie für den Jahresrückblick des Krankenhauses Verwendung finden.

### 1.5. Recherche und Bewertung der Literatur

Zu den beiden Themenkomplexen „Methoden der Zufriedenheitserfassung" und „Bedürfnisse von Kindern" liegen pflegewissenschaftliche, medizinische, sozialwissenschaftliche und psychologische Werke in verschiedenen Bibliotheken Berlins vor. Online halfen die Datenbanken DIMDI, CareLit, Medline und PubMed[12] weiter. Recherchiert wurde des Weiteren in den Zeitschriften „Kinderkrankenschwester" (Jg. 2000-2007) und „Kinderärztliche Praxis" (Jg. 2003-2007). Literatur zur Methodenauswahl lag in ausreichendem Maße vor und wird regelmäßig zitiert. Sie half dem Autor die Entscheidung zu treffen, die Beobachtung der Fragebogenerstellung vorzuziehen.

---

[11] Siehe Anhang, Kapitel 10.
[12] DIMDI: http://www.dimdi.de/dynamic/de/index.html; CareLit: http://www.carelit.de/; Medline: http://www.medline.de/; PubMed: http://www.ncbi.nlm.nih.gov/entrez/query.fcgi?CMD=search&DB=pubmed.

Auch zum Themenkomplex der kindlichen Bedürfnisse lag Literatur in sehr großem Umfang vor. Nicht zuletzt wird auf die kindlichen Bedürfnisse in den Entwicklungstheorien, speziell bei E. Erikson (Vgl. Flammer 2004), eingegangen.

Jedoch ist zur Verbindung der Themenkomplexe, dem Erkennen, Erfassen und Umgang mit kindlichen Bedürfnissen im Krankenhaus kaum wissenschaftliches Material vorhanden. Manche These, etwa die der Copingstrategien im Krankenhaus, wurde aus der Pflege Erwachsener entliehen. Günstigstenfalls nähern sich Autoren wie Biermann (Vgl. Biermann 1978) oder Becher (Vgl. Becher 1980) der Mitaufnahme von Eltern im Kinderkrankenhaus an. Sicherlich könnte die Wissenschaft wertvolle Daten zur Erforschung des Themenkomplexes Kind, Krankenhaus und Bedürfnisse liefern.

Trotzdem finden sich nützliche Aspekte in neueren Lehrbüchern der Kinderkrankenpflege. Hier ist die Betrachtung kindlicher Bedürfnisse breit angelegt, findet dann aber oft einen eher spärlichen Bezug zum Pflegealltag. Die Vorstellung von noch mehr Beispielen wäre Lernenden sicherlich hilfreich.[13]

Dieser praktischere Bezug zum Stationsalltag wird auch von leitender Stelle des Aktionskomitees Kind im Krankenhaus (AKIK) vermisst[14]. Hier beklagt man, dass die Auslegungen zur Charta der Rechte von Kindern im Krankenhaus seit 20 Jahren dieselben sind. In anderen europäischen Ländern wird zum Thema vielmehr geforscht, sodass in diesen Ländern regelmäßig neue Erkenntnisse zur Kinderkrankenpflege vorliegen.

Interessant ist in diesem Zusammenhang, wie ambivalent noch heute die Mitaufnahme von Eltern im Krankenhaus betrachtet wird. Statt gesundheitsfördernder Einflüsse auf kranke Kinder bei Anwesenheit der Eltern hervorzuheben - und dem Schaden bei Nicht-Anwesenheit (Vgl. Becher 1980, S. 19) - wird auf Studien verwiesen, die keine „nennenswerten Schäden bei Kindern" erkennen ließen, welche in den 1970er Jahren[15] ohne Elternteil stationär aufgenommen waren (Vgl. Straßburg et al. 2007, S. 179).

Für die Zeitschrift „Kinderkrankenschwester", wäre es sicherlich eine sinnvolle Herausforderung, weniger pflegetechnische Abhandlungen und Krankheitsbilder zu veröffentlichen als sich mehr Themen zu widmen, welche der Kinderkrankenschwester Rüstzeug für eine umfassendere Pflege liefern.

---

[13] Vgl. Hockenberry 2005; Holoch et al. 1999; Hoehl et al. 2002.
[14] Diese Erkenntnisse gewann der Autor durch das Telefongespräch mit einer leitenden Mitarbeiterin des AKIK.
[15] Die Mitaufnahme von Eltern begann in den 1970er Jahren erst zögerlich und hielt routinemäßig erst in den 1980er Jahren Einzug.

## 1.6. Aufbau der Arbeit

Zum grundlegenden Verständnis setzt sich der theoretische Teil zunächst mit Qualitätssicherung in Form von Zufriedenheitsabfragen per Fragebogen auseinander. Die Entwicklung eines Fragebogens für eine Kinderstation war zunächst vorrangiges Ziel dieser Diplomarbeit, wurde aber nach ausführlicher Literaturrecherche verworfen. Ergebnisse dazu werden dargestellt.

Im Anschluss wird auf den Begriff der Empfindung eingegangen. Mit diesem nähert sich der Autor dem Ausdruck kindlicher Gefühle und deren Erkennen und Wahrnehmen durch Außenstehende. Empfindungen sind aufgrund emotionspsychologischer Erkenntnisse der Schlüssel zum Erfassen von Bedürfnissen (Vgl. Otto et al. 2000, S. 103).

Die Bedürfnisse richten sich in wesentlichen Schritten nach der Maslowschen Definition (Vgl. Smith 1999). Hierbei werden körperliche Bedürfnisse weniger berücksichtigt als geistige. Lediglich das körperliche Bedürfnis nach Bewegung wird im weiteren Verlauf näher vorgestellt, weil es während des stationären Aufenthaltes eines Kindes kaum berücksichtigt wird, obschon sich die Kinder gerne mehr bewegt hätten.

Sind Definitionen zu Empfindungen und Bedürfnissen einmal dargestellt, geht es um die Frage, wie Kinder durch gelungene Kommunikation erreicht werden können. Hiermit soll die Rolle der Kommunikation im Austauschprozess zwischen Kind und Kinderkrankenschwester beschrieben werden.

Ein kurzer geschichtlicher Rückblick zeigt, dass über viele Jahrhunderte kindliche Grundbedürfnisse in Krankenhäusern und –anstalten vernachlässigt wurden und erst im letzten Drittel des vergangenen Jahrhunderts damit verbundene Probleme als solches erkannt und verbessert wurden.

Die wichtigsten Auszüge aus der Pflegetheorie von Patricia Benner und Judith Wrubel (Vgl. Benner/Wrubel 1997) erläutern den Zusammenhang zwischen

- Bedürfnissen
- Beziehung zwischen Patient und Pflegekraft
- Problemlösung und
- dazugehöriger Kommunikation.

Dieses Kapitel wurde bewusst ans Ende des theoretischen Teils gestellt, weil auf dieses Verständnis aufbauend die sich anschließenden Beobachtungen aus der Forschungsphase nachvollziehbarer werden.

## 2. Theoretischer Rahmen

### 2.1. Der Begriff der Zufriedenheit und gängige Abfragemethoden

In der Regel werden Zufriedenheitsabfragen von Patienten bezüglich ihres stationären Krankenhausaufenthaltes per Interview oder mithilfe eines Fragebogens realisiert.

Diese Methode der Zufriedenheitsmessung wird innerhalb der einschlägigen Literatur kritisch betrachtet. Zum einen existieren keine einheitlichen theoretischen Konzepte und Definitionen des Zufriedenheitsbegriffs (Vgl. Jakob, Bengel 2000, S. 282). Zum anderen ist der Zustand der Zufriedenheit bzw. Unzufriedenheit ein individueller und daher nicht objektivierbarer Gefühlszustand.[16]

Diese Subjektivität begründet die nordamerikanische Pflegetheoretikerin P. Benner durch die Existenz eines Kontextes, in dem ein Mensch lebt, fühlt und handelt. Sinnzusammenhänge sind abhängig von der Umwelt, in welcher ein Mensch aufgewachsen ist. Die Interpretation der Welt erfolgt daher immer auf sehr individuelle Weise (Vgl. Benner/Wrubel 1997, S. 65). So wird nachvollziehbar, warum einem Kind das im Krankenhaus angebotene Spielzeug besonders gut gefällt - etwa weil es zuhause kaum Spielzeug besitzt - während *ein anderes* Kind, das mit vielen und teuren Spielsachen zuhause aufwächst, das gleiche Spielzeug schlichtweg als „öde" bezeichnet. Solche und ähnliche Faktoren kennen wir alle und mit ihnen die Erfahrung, dass sich „über Geschmack streiten lässt". Ähnliche Faktoren, die oft in Fragebögen zu finden sind, betreffen „Essen", „Einrichtung" und „Freundlichkeit des Personals". Jeder Mensch bewertet dieses aufgrund seines persönlichen Kontextes anders. Es besteht der Zweifel daran, ob solche Aspekte fragebogenrelevant und damit verbesserungsfähig sind.

Ein ähnliches Beispiel betrifft vorinstallierte Fernseher in (Kinder-) Krankenzimmern. Fast alle Kinder finden es „toll", einen Fernseher anschalten zu können, wann immer sie es wünschen. Genauso viele Eltern halten davon ganz und gar nichts. Gäbe es aber keine Fernseher in Krankenzimmern, würden Kinder sie vermissen. Hier zeigt sich, dass neben dem Kontext, aus dem Kinder stammen, weitere Faktoren wie Alter und Entwicklungsstand Wünsche und Vorstellungen beeinflussen und letztere daher noch weniger objektivierbar machen.

---

[16] Eine Objektivierung ist daher vonnöten, weil Konsequenzen aus einem Fragebogen die Allgemeinheit der Patienten betreffen.

## 2.2. Reaktionen von PatientInnen auf Zufriedenheitsabfragen

Neben kaum objektivierbaren Ergebnissen aus Zufriedenheitsabfagen steht die Frage, was es in PatientInnen auslöst, wenn sie nach ihrer Zufriedenheit befragt werden. Diese Frage drängte sich dem Forscher nach einzelnen Beobachtungen auf: Wurden beispielsweise während der Beobachtung[17] Situationen vom Forscher erfasst, die er für das Kind als unangenehm bzw. angenehm interpretierte, sagten die Kinder im anschließenden Interview, dass „alles im Krankenhaus schön sei". Diese für Kinder typischen „Gefälligkeitsantworten" (Vgl. Heinzel 2000, S. 38) sind unter der These „Patient satisfaction rates are too high" bekannt und werden auch in der deutschen Forschung (Vgl. Alt 1995, S. 2) beschrieben.[18] Ein dreijähriges Forschungsprojekt zum Thema Patientenzufriedenheit in Hamburg-Eppendorf bestätigt dies. Die dort tätige Forscherin kam zum Ergebnis, dass die Fragebogenangaben von Patienten, die in zahlreichen Krankenhäusern begleitet, beobachtet und befragt wurden, im krassen Gegensatz zu den beobachteten Gegebenheiten, den Interviewinhalten oder einfach dem gesunden Menschenverstand standen (Vgl. Lecher, 2002, S. 5). Es kam sogar vor, dass PatientInnen dem Arzt gegenüber sehr dankbar waren, obwohl aus medizinischer Sicht kein optimaler Heilungsverlauf zu verzeichnen war oder sogar Komplikationen auftraten (Vgl. Wüthrich-Schneider 1999, S. 65).

Gründe für diese „falsch-hohe" Zufriedenheit können zum einen im „Bewältigungsverhalten" (Vgl. Lecher 2002, S. 90) von Patienten in unliebsamen Situationen liegen. Zum anderen liegt es bei Kindern an der „Sprachbarriere", den bereits erwähnten Gefälligkeitsantworten.[19]

Eine weitere Schwierigkeit ergibt sich bei Kindern aus der Tatsache, dass sie oft nur das wiedergeben, was ihnen erwachsene Bezugspersonen vorgeredet haben (Vgl. Heinzel 2000, S. 39). Dies liegt am geringeren Umfang an Wissen und Erfahrung von Kindern, was sie von der Meinung der sie umgebenden Erwachsenen abhängig macht. Aufgrund der räumlichen Enge im Krankenhaus sind Kinder regelmäßig den Meinungsäußerungen ihrer Eltern ausgesetzt, was sie konsequenterweise in ihrer persönlichen Meinungsbildung beeinflusst.

---

[17] Während der Beobachtung wussten die Kinder nicht, weshalb sie beobachtet wurden. Dies erschloss sich ihnen erst im Interview.
[18] Diese Theorie spezifiziert nicht, ob es sich bei der Untersuchungsgruppe um Kinder oder Erwachsene handelt.
[19] Kindliche Empfindungen werden besser durch das Instrument der Beobachtung erforscht, weil sie durch Mimik, Gestik und Verhalten besser Ausdruck verleihen als durch das Gespräch, etwa in Form eines Interviews. Auf diese kindliche „Sprachbarriere" wird noch im Kapitel „Die offene teilnehmende Beobachtung" eingegangen.

## 2.3. Der Begriff der Empfindung

Gerade weil sich der Zugang zu angenehmen oder unangenehmen Erfahrungen aus den o. g. Gründen als schwierig erweist, soll überprüft werden, wie diese trotzdem erkannt und erfasst werden können. Ein Schlüssel dazu liegt in der Kindheitsforschung und mit ihr in der Erforschung kindlicher Empfindungen.

Der Begriff „Empfindung" definiert sich über die Emotionspsychologie. Zum einen sind Empfindungen Manifestationen von angenehmen bzw. unangenehmen Emotionen (Vgl. Otto et al. 2000, S. 103). Zum anderen sind sie das Gegenteil von Gleichgültigkeit, und „sie entstehen nur, wenn eigene Ziele, Interessen und Bedürfnisse betroffen sind" (Vgl. Ulich 1989, S. 34).

Die Emotionspsychologie stellt die Verbindung von Empfindungen zu bedürfnisrelevanten Faktoren, wie Angst und Freude, dem Ausdruck von befriedigten bzw. unbefriedigten Bedürfnissen her. Diese Faktoren laufen „- im Vergleich zu anderen psychischen Erscheinungen – bevorzugt auch über nicht-verbale Kommunikationskanäle" (Vgl. Ulich 1989, S. 39). Kinder besitzen „die Fähigkeit, Signale auszusenden, die von der Umwelt als sozial interpretiert werden" (Vgl. Rossmann 1995, S. 68).

Daher nutzen Emotionspsychologen vorzugsweise qualitativ orientierte Analysen, wie die offene Beobachtung, um diese Signale erfassbar zu machen (Vgl. Otto et al. 2000, S. 469). Auf diese Weise können Empfindungen, welche die leib-seelische Zuständlichkeit und das Involviertsein (Berührtsein) widerspiegeln, nachgewiesen werden. In den durchgeführten Beobachtungen wurde z.B. Angstempfinden durch Angespanntheit und das Kneten des Stofftieres beobachtet. Auslöser für die Angst bot eine Fernsehszene, in der eine Zeichentrickfigur nach einer Messerattacke verblutete.

Menschen erleben sich beim Auftreten von Empfindungen in der Regel passiv[20] (Vgl. Ulich et al. 1992, S. 56f). Diese Tatsache ist in Bezug auf das Krankenhauserleben von besonderer Bedeutung, denn aus der Erfahrung des Autors äußern PatientInnen und Angehörige oft das Gefühl von Ausgeliefertsein und Hilflosigkeit in Bezug auf Krankheit, Pflege und Behandlung.

---

[20] Diese Empfindungen sind ein „Widerfahrnis", d.h. es handelt sich um Ereignisse, die wir nicht beeinflussen können. (Wilhelm Kamlha).

## 2.4. Kindliche Bedürfnisse

Aufbauend auf die Emotionspsychologie lässt sich ableiten, dass angenehme bzw. unangenehme Empfindungen menschliche Bedürfnisse widerspiegeln (Vgl. Otto 2000, S. 103).

In der Rückschau auf die Ergebnisse der Forschungsphase tauchen regelmäßig Interpretationen wie „Angst", „Schmerz", „Nacht" oder „Bewegungsmangel" auf. Solche Aspekte lassen sich auf die außergewöhnliche psychische und physische Belastung eines Kindes im Krankenhaus zurückführen. Dieser Betrachtungsansatz zielt ab auf die „Erfassung der Bedürfnisse eines Kindes während eines Klinikaufenthaltes, ferner [auf] die Berücksichtigung von kindlichen Bedürfnissen während der Behandlung" (Vgl. Biermann 1978, S. 79ff). Dies bedeutet für die Praxis, dass die Kinderkrankenschwester die Angstempfindungen eines Kindes erkennt und adäquat darauf reagiert. Dies hat zum Ziel den physisch und psychisch eingeschränkten Kräften [eines Kindes] so zu begegnen, dass „seine Kräfte mobilisiert werden, damit es die jeweils gegebenen individuellen psychischen Schwierigkeiten und Nöte bewältigen kann" (Vgl. Biermann 1978, S. 85).

Daher sollen im Folgenden weniger allgemeine - nach Benner kontextabhängige - Wünsche betrachtet werden, als mehr kindliche Grundbedürfnisse. Gerade durch sie kann in erheblicher Weise das Wohlbefinden eines Kindes beeinflusst werden. Dies begründet sich nicht nur mit der Annahme, dass Kinder versuchen, „Unlust" zu vermeiden (Miller 1993, S. 166): „Mallmann sagt, dass die Befriedigung jeder acht Bedürfnisse Voraussetzung für die Vermeidung von Krankheit sei" (Kollak et al. 1999, S. 41).

Selbst ohne wissenschaftlichen Hintergrund wird nachvollziehbar, dass einem Kind in Angst machenden Momenten, wie Verbandswechsel oder Injektion, das Bedürfnis von Sicherheit wichtiger ist als die Freude an Besitz oder Erreichbarkeit von „tollem" Spielzeug. Das hier angesprochene Bedürfnis nach Sicherheit steht zweifellos über dem Besitz von Gegenständen, die den Geschmack eines Kindes treffen oder nicht.[21]

Angst drückt das Bedürfnis nach mehr Sicherheit aus. Bedürfnisse werden allgemein als Bedarfs- oder Mangelzustand bezeichnet, in dessen Folge ein psychisches Spannungsgefälle auftritt. Der Mensch strebt nach Beseitigung des

---

[21] Die Priorität von Sicherheit über Spielzeug wird auch nicht durch die Tatsache geschmälert, dass Kindern von Eltern oft eine „Belohnung" versprochen wird, wenn sie beispielsweise bei schmerzhaften Eingriffen kooperieren. Auch hier steht das Gefühl von Sicherheit im Vordergrund, da Eltern dem Kind im Wissen um seinen Schmerz Nähe und Sicherheit vermitteln.

zu Grunde liegenden Mangels (Bedürfnisbefriedigung, Vgl. Hondrich, K.O. 1975, S. 26).

Nach dem hierarchischen Stufenmodell von Maslow werden körperliche Bedürfnisse (Nahrung, Schlaf, Bewegung etc.) und geistige Bedürfnisse (Sicherheit, Geborgenheit und Liebe, Wertschätzung und Selbstverwirklichung) unterschieden (Vgl. Der Brockhaus - Psychologie 2001, S. 68). H. Smith (Vgl. Smith 1999, S. 18ff) und Hondrich haben das Maslowsche Stufenmodell erweitert. Diese Erweiterung sieht den Menschen als "ein System, dessen Einheiten Bedürfnisorientierungen mit unterschiedlicher Intensität sind". Dies ist in Bezug auf Macht und damit verbundene Konflikte von Bedeutung, die bei der Erfüllung von Bedürfnissen Einfluss haben können. Diese Sichtweise wendet sich eher dem Verhältnis der Konfliktpartner zu, als der inneren Befindlichkeit von Individuen im Verhältnis zu befriedigten oder nicht befriedigten Bedürfnissen (Vgl. Hondrich 1975, S. 30f). Diese Aspekte spielen für die Situation des Kindes im Krankenhaus nur insofern eine Rolle, als sie Opfer von Machtkämpfen unter Erwachsenen werden können, etwa wenn sie – wie in den Beobachtungen aufgeführt - Streitereien Erwachsener ausgesetzt sind.

Kritische Stimmen aus dem Umfeld des Autors sahen die Maslowsche Bedürfnispyramide als ein nicht mehr gebräuchliches, da überholtes Modell. Weil es aber immer noch von PflegetheoretikerInnen genutzt wird (Kollak et al. 1999, S. 56), wird auch in dieser Diplomarbeit darauf zurückgegriffen.

**Die Bedürfnispyramide nach Abraham Maslow**

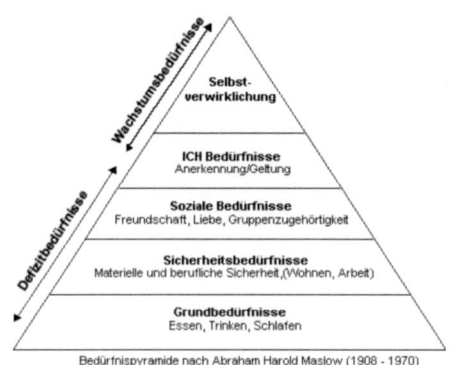

Bedürfnispyramide nach Abraham Harold Maslow (1908 - 1970)

Abb. aus: Informatikkaufmann, Internet (s. Literaturverzeichnis)

Das Stufenmodell von Maslow unterscheidet Bedürfnisse hierarchisch nach ihrer Wichtigkeit. So ist die Sorge um Sicherheit das wichtigste Bedürfnis eines Menschen. Danach folgen Geborgenheit, Liebe und Wertschätzung. Am Ende steht die Selbstverwirklichung des Menschen (Vgl. Hondrich, K.O. 1975, S. 26, Kollak et al. 1999, S. 57). Dieses Prinzip rückt nachrangige Bedürfnisse in den Hintergrund: Wertschätzung und Selbstverwirklichung bleiben für den Menschen bedeutungslos, solange seine Sicherheit nicht garantiert ist.

Die Erfüllung aller Grundbedürfnisse ist Voraussetzung für die gesunde psychologische Entwicklung eines Kindes. Wenn Grundbedürfnisse des Kindes u.U. über einen längeren Zeitraum unerfüllt bleiben, kann das Kind Schaden nehmen, was sich wiederum ungünstig auf seine weitere Entwicklung auswirkt (Kollak et al. 1999, S. 41). Im Folgenden wird der Zusammenhang von Bedürfnissen und der Entwicklung von Kindern innerhalb seiner Entwicklungsphasen beschrieben, um die Wichtigkeit zu unterstreichen, mit kindlichen Empfindungen - besonders während eines stationären Aufenthaltes - adäquat umzugehen.

Bedürfnisse haben in jeder existierenden Kultur einen so hohen Stellenwert, dass diese „allgemein akzeptierte Normen entwickelt, um den Bedürfnissen eines Kindes in den verschiedenen Stufen der Reifung entgegenzukommen" (Vgl. Miller 1993, S. 156, zitiert in Holoch et al. 1999, S. 183).

Der Psychoanalytiker Erik H. Erikson hat in seinem Stufenmodell der Entwicklung dargelegt, dass eine gesunde kindliche Entwicklung nur mit der adäquaten Antwort auf kindliche Bedürfnisse einhergeht. Dies geschieht, indem das Kind die Erfahrung macht, dass „zwischen der Welt und den persönlichen Bedürfnissen eine Übereinstimmung besteht". Diese Übereinstimmung ist z.B. erreicht, wenn ein Kind Hunger hat und Nahrung erhält, wenn es weint und getröstet wird, oder wenn es Angst empfindet und sich nicht allein gelassen, sondern beschützt fühlt. Diese Erfüllung der zitierten Bedürfnisse prägt die Entwicklung des kindlichen Urvertrauens innerhalb des ersten Lebensjahres entweder in der einen oder in der anderen Richtung. Werden die Bedürfnisse gestillt, entwickelt das Kind ein gesundes Urvertrauen gegenüber der Umwelt und seinen Menschen. Geschieht dies nicht, bleibt das Kind lt. Erikson für immer misstrauisch gegenüber seiner Umwelt (Urvertrauen vs. Urmisstrauen, Vgl. Flammer 2004, S. 85).

## 2.4.1. Bedürfnis nach Sicherheit

Angst ist das emotionale Befinden einer Person, wenn sie in einer bedrohlichen Situation nicht weiß, wie sie reagieren kann, oder wenn sie den bedrohlichen Anteil nicht eindeutig identifizieren kann (Vgl. Holoch et al 1999, S. 140). Mit dem Gefühlszustand der Angst sind Kinder und Erwachsene gleichermaßen konfrontiert; wenn auch auf anderen Ebenen. Beim Kind werden eher reale bzw. fassbare Erfahrungen von Gefahr oder durchlebter Traumatisierung, (Vgl. Pschyrembel 2002, S. 79) Alleinsein, Krankheit oder Schmerz ausgedrückt (Vgl. Zlotowicz 1983, S. 153). Beim Erwachsenen sind Ängste wegen der Erweiterung der Erfahrungswelt vor allem auf der Vorstellungsebene angesiedelt: Armut, Angst vorm Altern, Krankheit etc. (Vgl. Nickel et al. 1991, S. 63).

Bei Kindern wie Erwachsenen sind physiologische Komponenten von Angst gleich: Herzklopfen, Magenschmerzen, Zittern, Blässe, feuchte Hände, Erröten, Luftnot, Erhöhung der Atemfrequenz, Schweißausbrüche, Unruhe, Hilflosigkeit, Gefühl der Enge und Unlust (Vgl. Nickel et al. 1991, S. 61, Wolf 2002, Schulte/Spranger 1993, S. 802). In Abhängigkeit von der Intensität der durchlebten Angst bleibt sie anderen Menschen manchmal verborgen. Angstzustände lassen sich auf drei Ebenen erfassen: verbal-subjektiv, verhaltensbedingt und durch die Kontrolle physiologischer Daten (Vgl. Wolf 2002 S. 37).

Achtmonatsangst (Fremdeln), Trennungsangst, Verlustangst, Reifungsangst bis hin zur Existenzangst gehen mit dem physiologischen Entwicklungsgang eines Kindes einher (Vgl. Schulte/Spranger 1993, Nickel et al. 1991). Schellhas unterscheidet in der Altersgruppe der Sieben- bis Fünfzehnjährigen zwei Angstbereiche:

1. Angst vor körperlichen und psychischen Verletzungen, Unfällen und Krankheiten, Alleinsein, unheimlichen Ereignisse, Tieren

und:

2. Angst, den Eltern[22] könne etwas passieren, vor Alleinsein, Verlust sozialer Geborgenheit, Trennung. (Vgl. Schellhas zit. in: Holoch et al 1999, S. 143)

Wichtig ist zu wissen, ab wann ein Angstzustand bei einem Kind noch normal ist, und ab wann krankmachend. Unerkannte kindliche Ängste können zum Rückfall auf frühere Entwicklungsstufen (Regression. Vgl. Becher 1980, S. 17) führen. Alltägliche und alterstypische Aktivitäten werden dann nicht mehr ausgeführt. Der Trennung von Eltern ist beim Krankenhausaufenthalt eines Kindes besondere Bedeutung beizumessen, weil sie schlimmstenfalls im Deprivationssyndrom enden können[23] (Vgl. Zlotowicz 1983, S. 153). Deprivation bezeichnet aber auch eine „fehlende körperliche bzw. affektive Zuwendung", die vor allem in den ersten

---

[22] In der Regel sind Eltern die unmittelbaren Bezugspersonen eines Kindes. Oft sind es aber auch andere Menschen, die ein Kind zu seinen unmittelbaren Bezugspersonen zählt, wie Großeltern, Paten, Freunde, etc. Im Folgenden wird aber der Einfachheit halber von „Eltern" gesprochen, wenn es um die Bezugsperson eines Kindes geht.
[23] Neben der Trennung von Bezugspersonen führt auch ein Mangel an Reizen und Erfahrungen, die normalerweise für das Kind ein Ergebnis seiner Beziehungen mit der Umwelt sind, zur Deprivation.

Lebensjahren zu anaklitischer Depression, psychomotorischer Retardierung, insbesondere Abweichung der Sprachentwicklung und des psychosozialen Verhaltens oder zu psychischem Hospitalismus führen kann. Die sog. Deprivationstrias besteht aus Angst, Aggressivität u. Kontaktschwäche (Vgl. Pschyrembel 2002, S. 350).

Im Krankenhaus gibt es viele Menschen und Situationen, die Kindern Angst einflößen können. Diese Ängste nehmen nicht unbedingt mit dem Älterwerden des Kindes ab. Manche Ängste gehen, andere aber, etwa die Angst vor Phantasiegestalten, kommen dazu. Auch größere Kinder können im Krankenhaus Angst vor Nacht und Dunkelheit haben. Eine andere Angst auslösende Quelle stellen unverstandene oder nicht richtig verarbeitete Berichte von Erwachsenen dar (Vgl. Nickel et al. 1991, S. 64), etwa wenn ein Kind nicht versteht, welche Krankheit es hat, und welche Konsequenzen damit verbunden sind.

Im Krankenhaus treten neben Kinderkrankenschwestern und Ärzten viele andere unbekannte Menschen an das Kind heran, wollen etwas von ihm, sprechen in einer ihm unverständlichen Sprache und bereiten ihm vielleicht sogar Schmerzen. Wird ein Kind mit akuten Beschwerden stationär aufgenommen, leidet es zudem unter einem reduzierten Allgemeinzustand und ist schon aufgrund dessen gar nicht in der Lage, kognitiv nachzuvollziehen, was Kinderkrankenschwestern und Ärzte von ihm wünschen oder ihm erklären.

Werden die Ängste nicht erkannt oder beachtet, können sie zu Stress auslösenden Faktoren mit mehr oder weniger großen Folgen für die psychische Entwicklung heranwachsen. Selbst leichte Stresserfahrungen setzt die Entwicklungspsychologie mit dem Durchleben eines kritischen Lebensereignisses in Verbindung (Vgl. Oerter et al. 1999, S. 460). Schon das Fehlen einer Bezugsperson kann ein solches kritisches Lebensereignis darstellen. Besonders dann, wenn das Kind sein Bindungsverhalten erhöht[24], das gesteigerte Bedürfnis aber unerfüllt bleibt, etwa weil es durch die Kinderkrankenschwestern nicht berücksichtigt wird und die Eltern unerreichbar sind. (Vgl. Suess 2001, S. 54). Die Emotionspsychologie weist einen Zusammenhang zwischen der Entwicklung von Emotionen aufgrund eines Bedürfnisses und zwischenmenschlichen Beziehungen nach (Vgl. Ulich 1989, S. 38). Die Schwere der Folgen aufgrund eines unerfüllten Bedürfnisses steht in Abhängigkeit von Entwicklungstand und Empfindungszustand des Kindes (Vgl. Becher 1980, S. 17).

Werden kindliche Ängste nicht sichtbar, etwa, weil sie vom Kind durch kühne Reden überspielt werden, sollten belastende oder Angst machende Situationen frühzeitig erkannt und angesprochen werden. Dies gilt auch für das ältere

---

[24] Gesteigertes Bedürfnis nach Nähe zu einer Bezugsperson.

Kind mit seinen vielseitiger und abstrakter werdenden Ängsten[25] (Vgl. Zlotowicz, 1983, S. 186). Das hierfür notwendige Fingerspitzengefühl erlangt die Kinderkrankenschwester dadurch, dass sie sich Zeit für das Kind nimmt und sich mit ihm beschäftigt (Vgl. Holoch 1999, S. 152).

Allerdings kann auch die unmittelbare Nähe der Eltern Angst in Kindern auslösen oder verstärken. Auch Eltern können unsicher und ängstlich sein, weil sie nicht wissen, was mit ihrem Kind im Krankenhaus geschieht. Diese Gefühle werden nicht unbedingt ausgesprochen, spiegeln sich aber in Mimik und Gestik wider. Kinder erkennen Ängste ihrer Eltern. Diese Erfahrungen hat der Autor im pflegerischen Alltag immer wieder gemacht. Auch diese Ängste sollten von Ärzten und Pflegekräften erkannt werden, um gemeinsam einen Weg zu finden, diese nicht auf die Kinder zu übertragen.

Ein wichtiges Aufgabengebiet der Kinderkrankenschwester ist der adäquate Umgang mit Angst von Kindern und Eltern. Hierzu gehören die Vermeidung der Erfahrung von Hilflosigkeit, das Vermitteln von Sicherheit und Vorhersagbarkeit von Situationen sowie das Sichern von Betreuungskontinuität. Durch die aufmerksame Gestaltung und Unterstützung während der Eingewöhnungsphase für Kind und Eltern sorgt die Kinderkrankenschwester für den tragenden Vertrauensaufbau (Vgl. Holoch et al 1999, S. 152).

Bleiben Kinder allein im Krankenhaus, übernimmt die Kinderkrankenschwester elterliche Aufgaben: Schutz des Kindes vor Gefahren und vermeidbarem Schmerz, Sorge um emotionale Stabilität und Ansprechpartnerin in den Lebensfragen des Kindes. Sie ist überdies Vermittlerin zwischen dem Kind und anderen Berufsgruppen, mit denen es konfrontiert wird. Sie stellt dem Kind die Personen vor, die für seine weitere Pflege und Behandlung zuständig sind und begleitet es in Angst oder Schmerz auslösenden Situationen.

Maßnahmen und Techniken, mit denen auf Angst reagiert werden kann, existieren. Neben dem Prinzip des Nachahmungs- oder Imitationslernens (siehe Bedürfnisse - Stabilität) gibt es noch weitere Instrumente zur Bewältigung von Angst. Eine sehr gebräuchliche ist die „Gegenkonditionierung": Mit einer Angst auslösenden Situationen wird ein angenehmer Reiz dargeboten. Bei Kindern sind das in der Regel Süßigkeiten, Spiele, gefühlsmäßige Zuwendung und Entspannung (Vgl. Jones 1924, zitiert aus: Nickel et al. 1991, S. 64). Weitere Instrumente zur Angstbewältigung sind Vertrauensfindung durch Ermutigung (Vgl. Ripple et al. 1982, zitiert aus: Nickel et al. 1991, S. 66) und der gezielte Einsatz von Rollenspielen (Vgl. Lorton und Lorton 1984, zitiert aus: Nickel et al. 1991, S. 66).

---

[25] Primitive Reaktionen werden infolge aller Entdeckungen des Kindes komplizierter [...] Reden und Handeln der Anderen lässt seine Sensibilität für das Unbekannte und die Zufälle erwachen.

Gefühle wie Furcht, Hilflosigkeit und Stress sind mit der Angst eng verwandt. Im Gegensatz zur Angst beschreibt die Furcht eine eindeutige Gefährdungssituation, die für eine Person benennbar und erkennbar ist. Hilflosigkeit ist das Erleben der Tatsache, ein bedrohliches Ereignis nicht abwenden zu können. Stress erlebt ein Mensch, wenn er sich mit einer Situation überfordert fühlt (Vgl. Holoch et al 1999, S. 140).

Viele Bedürfnisse von PatientInnen im Krankenhaus finden sich auf den ersten beiden Hierarchieebenen der Bedürfnispyramide nach Maslow wieder. Allerdings spielen für Kinder Bedürfnisse höherer Hierarchieebenen auch eine Rolle. Dies begründet Erikson mit dem Bemühen eines Kindes um die Entwicklung eines positiven Identitätsgefühls (Miller 1993, S. 166). So lässt sich beispielsweise die Angst vor verpasstem Unterricht eines zehnjährigen Jungen (Beobachtung E) auf der obersten Ebene[26] von Maslows Bedürfnispyramide wieder finden.

Da also alle geistigen Bedürfnisse für die weitere psychologische Entwicklung eines Menschen eine wichtige Rolle spielen, sollten sie vom Kinderkrankenpflegepersonal im Umgang mit den kindlichen Empfindungen mitberücksichtigt werden müssen.

## 2.4.2. Bedürfnis nach Zugehörigkeit und Liebe

Das Bedürfnis, von einem Menschen geliebt zu werden, das durch Eltern oder andere Bezugspersonen im häuslichen Umfeld befriedigt wird, kann zu einem Problem für das Kind werden, wenn es während eines Krankenhausaufenthaltes zu einem Bruch kommt. Kinder, die tagsüber oder nachts im Krankenhaus alleine bleiben müssen, leiden zum Teil unter großen Entbehrungen. Sie vermissen die Liebe, die ihnen durch elterliche Zuwendung zuteil wird. Diese Rolle muss durch die Bezugspersonen ausgefüllt werden, die temporär an die Stelle der Eltern treten:

> „Arzt und Schwester sind im Krankenhaus Elternersatz für die Kinder. Auf sie übertragen sich ihre sonst an die Eltern gerichteten Wünsche. [...] Dies verlangt über die ärztlich-pflegerische Betreuung hinaus eine intensive persönliche Zuwendung zum kranken Kinde" (Vgl. Biermann 1982, S. 30).

Die Erfüllung dieses emotionalen Grundbedürfnisses ist auch für die Entwicklung älterer Kinder wichtig.

In der Konsequenz bedeuten die Erfüllung von Zugehörigkeit und Liebe weitere Faktoren:

---

[26] Bedürfnis nach Selbstverwirklichung.

## 2.4.2.1. Zuwendung durch Erwachsene

Erwachsene müssen Kindern Zeit widmen. Dabei kommt es weniger auf ein festes Zeitmaß an als mehr auf das Gefühl beim Kind, dass Erwachsene sich mit ihm beschäftigen. In diesem Zusammenhang beschreibt Smith die Wichtigkeit vom engen körperlichen Kontakt, wie der Berührung, dem Halten oder der Umarmung. Diese sind „für das Wohlbefinden eines Kindes von grundlegender Bedeutung. [...] doch auch größere Kinder bedürfen der beruhigenden Wohltat einer Umarmung [...]" (Vgl. Smith 1999, S. 20). Inwieweit Umarmungen oder ähnliche körperliche Zuwendungen auf einer Kinderstation angebracht sind, liegt im Ermessen der einzelnen Kinderkrankenschwester.

## 2.4.2.2. Stabilität

Kinder benötigen Zutrauen zu Erwachsenen, und dies wird durch Stabilität entwickelt. Ereignisse werden voraussehbar, geben Sicherheit und verringern damit Angst machende Faktoren. Stete Veränderungen wirken auf ein Kind irritierend. Reagiert einer Bezugsperson nicht oder nur unzulänglich auf die Ängste des Kindes, wird es unsicher und überängstlich (Vgl. Nickel et al. 1991, S. 55). Darüber hinaus identifiziert sich ein Kind mit einer Bezugsperson und versucht, sie nachzuahmen (Vgl. Nickel et al. 1991, S. 80). Dieses Nachahmungs- oder Imitationslernen (Vgl. Mary Jones 1924) ist da von Nutzen, wo ein Kind durch Beobachtung eines anderen lernt, vor Personen, Dingen, Situationen etc. keine Angst haben zu müssen.

## 2.4.2.3. elterliche Fürsorge

Fürsorge muss sich bei Eltern in einer Balance halten. Auf der einen Seite brauchen Kinder Zuwendung, auf der anderen Seite wollen sie aber keine Eltern, die sich ihnen als Freunde geben. Mit der notwendigen Distanz würdigen Erwachsene die wachsende Unabhängigkeit von Kindern. Allerdings darf das Kind nicht den Eindruck gewinnen, es sei den Bezugspersonen gleichgültig: „Dies bedeutet für die Eltern, dass sie das Drängen des Kindes nach Selbständigkeit unterstützen, ohne das Bedürfnis nach Abhängigkeit zu übersehen." (Vgl. Smith 1999, S. 22)

### 2.4.3. Bedürfnis nach Wertschätzung

Kinder wollen, dass ihre Gefühle von Traurigkeit, Zorn, Angst und Furcht weder angezweifelt, verkleinert oder ignoriert werden. Wenn Kinder in ihren Gefühlen respektiert werden, wissen sie, dass für ihr Gegenüber alles mit ihnen Zusammenhängende von Interesse ist. Kinder wollen auch unabhängig und frei sein; dies steht aber oft im groben Gegensatz zur relativen Unbeweglichkeit und Abhängigkeit des Krankenhausalltages und provoziert in der Konsequenz eine resignativ-passive Haltung der Patienten (Vgl. Hondrich, K.O. 1975, S. 26).

### 2.4.4. Bedürfnis nach Selbstverwirklichung

In der Alltagsprache meint Selbstverwirklichung: Realisierung der eigenen Ziele, Sehnsüchte und Wünsche. Unter Miteinbeziehung der individuell gegebenen Talente steht das Übergeordnete Ziel, „das eigene Wesen völlig zur Entfaltung zu bringen" (Vgl. Nickel et al. 1991, S. 80). Ziele, Sehnsüchte und Wünsche haben Kinder auch – oder besonders – während eines stationären Krankenhausaufenthaltes. Der Wunsch, wieder gesund zu werden, zurück in den Mittelpunkt der Familie zu können und sein Leben in Kindergarten, Schule oder Ausbildung weiterführen zu können, steht über allen anderen Bedürfnissen der Maslowschen Bedürfnispyramide.

Nach der Darstellung der geistigen Bedürfnisse eines Menschen und deren Bedeutung für seine Entwicklung soll noch das körperliche Bedürfnis nach Bewegung dargestellt werden. Wenn auch alle anderen körperlichen Bedürfnisse erwähnenswert sind, sieht der Autor im Bedürfnis nach Bewegung besondere Priorität. Während der Beobachtungen fiel ihm regelmäßig auf, dass Kinder trotz guten Allgemeinzustandes unter Bewegungsmangel litten. Wenn dies auch europaweiter Trend ist, bleibt es im Hinblick auf Möglichkeiten, Kindern ihrem Bewegungsdrang nachgehen zu lassen, nicht nachvollziehbar.[27]

### 2.4.5. Das Bedürfnis nach Bewegung

Kinder besitzen von Geburt an einen ausgeprägten Bewegungsdrang. Diese Bewegung dient ihrer gesunden körperlichen Entwicklung. Auch geistige, emotiona-

---

[27] Das Krankenhaus liegt an einem großen Wald und bietet auch sonst viele Auslauf- und Spielflächen.

le und soziale Entwicklung werden durch Bewegung entfaltet (Vgl. Krombholz)[28]. Im Alter von vier und fünf Jahren zeigt sich bereits ein ausgeprägtes Leistungsbewusstsein (Vgl. Nickel et al. 1991, S. 38). Der Gleichgewichtsinn ist mit fünf Jahren gut entwickelt. In der frühen Kindheit erfolgt eine zunehmende Vervollkommnung der Grundfertigkeiten bei gleichzeitiger Modifizierung und Entwicklung neuer Fertigkeiten. Ab dem 6. Lebensjahr werden sie verfeinert, flüssiger und besser kontrolliert (Vgl. Krombholz)[20]. Die Entwicklung der Körpermotorik verläuft bei Jungen und Mädchen weitgehend ähnlich (Vgl. Vogt 1981, zitiert aus Nickel et al. 1991, S. 40).

Bewegung und Sport werden aus entwicklungsbiologischer und – psychologischer Sicht als unverzichtbare Bestandteile der Erziehung des Kindes angesehen. Daneben sind sie Ausdruck seiner natürlichen Lebensfreude, dienen dem Wohlbefinden und der Förderung des allgemeinen Gesundheitszustandes (Vgl. Krombholz).

Die Sport- und Bewegungswissenschaft empfiehlt zum Erhalt der körperlichen Leistungsfähigkeit für Erwachsene dreimal pro Woche eine körperliche Belastung von ca. 45-60 Minuten. Für Kinder dagegen liegt die notwendige Belastung bei täglich zwei bis drei Stunden (Vgl. Breithecker)[29].

Werden Kinder am Ausleben ihres Bewegungsdranges gehindert, kommt es zu Beeinträchtigungen in der körperlichen, geistigen und seelisch-emotionalen Entwicklung. Breithecker führt Veränderungen des kindlichen Lebensstiles auf, die eine altersgerechte und körperliche Entwicklung hemmen: weniger werdende Spiel- und Bewegungsräume, angeleitete Aktivitäten („verplante Kindheit"), „statisch passiv sitzende" Haltung in der Auseinandersetzung mit den multimedialen Angeboten einer Spiel- und Informationstechnologie, weniger werdende Spielpartner, Überbehütung durch verunsicherte Erwachsene. Haug-Schnabel (Vgl. Haug-Schnabel 2003, Internet) führt dieser Liste einengender Faktoren noch die starren institutionellen Vorgaben, etwa in Kindergärten und Schulen an.

Folgen mangelnder Bewegung sind Lernstörungen in der Schule, Haltungsstörungen, Wahrnehmungs- und Koordinationsstörungen, emotional-soziale Störungen und Verhaltensstörungen (Vgl. Breithecker 2005, Internet)[20], resignierte Bewegungsunlust (Vgl. Haug-Schnabel 2003).

Im Appell zugunsten einer gesunden kindlichen Entwicklung fordern Bewegungswissenschaftler: Umdenken im persönlichen Umgang mit kindlichen

---

[28] Vgl.:
http://www.familienhandbuch.de/cmain/f_Aktuelles/a_kindliche_entwiclungs/s_644.htnl.
[29] Vgl.:
http://www.familienhandbuch.de/cmain/f_Aktuelles/a_kindliche_entwiclungs/s_596.html.

Bewegungswünschen und Neugestaltung der Bewegungsumwelt in Form von humanökologisch orientierten Spiel- und Bewegungslandschaften.

Ein Kind, das seinen Bewegungsdrang ausleben kann, fühlt sich wohler, befriedigt und bereit für neue Aktivitäten. Es ist in der Lage konzentrierter nachzudenken, vertiefter zu lesen, auf andere zuzugehen und es kann aufkommende Langeweile mit Ideen besiegen (Vgl. Haug-Schnabel 2003).

Daher ist es unerlässlich, dass auch stationär aufgenommenen Kindern Bewegungsmöglichkeiten angeboten werden. Spannungen zwischen Eltern und Kindern aufgrund zu lauten Spielens gäbe es viel weniger, weil sich die Kinder draußen an der frischen Luft austoben könnten. Möglicherweise sind sich die mit aufgenommenen Eltern nicht sicher, inwieweit Kinder aufgrund ihrer Krankheit laufen und spielen können. Daher sollte regelmäßig eine Ermutigung seitens der Kinderkrankenschwester erfolgen, mit dem Kind spazieren zu gehen, zu spielen etc.

## 2.5. Umgang mit kindlichen Bedürfnissen

### 2.5.1 Kommunikation im Umgang mit Bedürfnissen

Um Defizite auf der Bedürfnisebene über Signale erkennen zu können, bedarf es eines ausgeprägten Einfühlungsvermögens durch Kinderkrankenschwestern. Ist diese Fähigkeit, sich in die Gefühls- und Gedankenwelt eines anderen Menschen hineinversetzen zu können, vorhanden, bedeutet sie einen Erfolgsfaktor für gelungene Pflege, der durch Patienten aller Altersstufen honoriert wird (Vgl. Perschke-Hartmann, Ch. 2001, S. 43).

Dieses Einfühlungsvermögen ist umso wichtiger im Hinblick auf potentielle Anpassungsstrategien (Coping)[30], die eine Bedürfnismitteilung unterdrücken können. Die Bedürfnisse werden nicht mehr erkannt, können aber trotzdem die menschliche Entwicklung bzw. das menschliche Sein auf ungünstige Weise beeinflussen. Hier seien die Strategie der Abdichtung und die Strategie der personalen Veränderung (Vgl. Hondrich 1975, S. 35) genannt, die Folge einer „Umweltveränderung", etwa eines Krankenhausaufenthaltes, sein können. Beide Anpassungsstrategien setzen das Unvermögen voraus, etwas an seiner Situation ändern zu können. Entweder schottet der Mensch sich ab (Abdichtung) und sperrt sich gegen seine Wahrnehmung, oder er schränkt seine Bedürfnisse ein oder zieht sich auf eine frühere Stufe der Befriedigung (Regression) zurück (personale Veränderung).

---

[30] Grundsätzlich ist eine Copingstrategie eine natürliche psychische Reaktion auf ein kritisches Ereignis, für das es keine andere Lösung mehr gibt. Wenn das Problem aber auch ohne Copingstrategie gelöst werden kann, ist dieser Weg zu bevorzugen.

Intensive Kommunikation zwischen Kinderkrankenschwester und Kind bietet die Möglichkeit, besondere Bedürfnisse beim Kind zu erkennen und durch Handeln etwa den Rückfall auf eine frühere Entwicklungsstufe zu vermeiden.

So ist es von besonderer Bedeutung, dass Kinderkrankenschwestern Botschaften und Signale von Kindern wahrnehmen und diese auch zwischen den Zeilen zu deuten wissen. So kann das alltägliche „Nörgeln" oder „Jammern" ein Hilferuf sein, das Bedürfnis nach Zuwendung und Anteilnahme zu stillen (Vgl. Hartwanger 2002, S. 45).

### 2.5.2. Geschichtlicher Rückblick

Empfindungen und Bedürfnisse standen nicht immer im Mittelpunkt pflegerischen und ärztlichen Handelns. Welche überlebenswichtige Bedeutung kindliche Bedürfnisse und deren Befriedigung spielen, zeigt die bereits 1895 gewonnene Erkenntnis in der Kinderklinik der Berliner Charité zur Trennungserfahrung von Kindern und Müttern und der damit verbundenen hohen Kindersterblichkeit: Die Kinder konnten nur dadurch gerettet werden, sie möglichst bald wieder in ihre Familien zurückzugeben (Vgl. Biermann 1982, S. 47); denn sie „lagen in den Sälen zwischen den Erwachsenen, bis zu acht Kinder in einem Bett [...]" (Vgl. Geiger 1986, zitiert in: Hoehl et al. 2002, S. 4). Ein Ende dieser ‚nicht länger tragbaren Sitte' begann 1802 mit dem ersten Kinderkrankenhaus für zwei- bis fünfzehnjährige Kinder. Schon 1850 existierten in Europa 30 Kinderkliniken (Vgl. Catel 1983, S. 7f).

Ende des 19./20. Jahrhunderts entsteht der Beruf der Kinderkrankenpflege. Erstmals stehen weniger heilkundliche Interessen im Vordergrund als vielmehr „die Milderung von sozialer, physischer und psychischer Not der Armen und Hilfsbedürftigen, also für verwaiste und unerwünschte, und weniger kranke Kinder" (Vgl. Hoehl et al. 2002, S. 4).

Anfang der 1960er Jahre veröffentlicht ein Schweizer Kinderarzt, Paul Nef, seine „psychohygienischen Reformgedanken" zur täglichen Besuchszeit wie zur Mitaufnahme von Müttern erkrankter Kinder (Vgl. Becher 1980, S. 29). Als im Jahre 1969 das erste Krankenhaus in München[31] die Mitaufnahme von Müttern erkrankter Kinder anordnete[32], erhob sich gegen diese psychohygienischen Reformen an deutschen Kinderkliniken heftiger Widerstand. Dieser gipfelten in der

---

[31] Das 1966 neu errichtete städtische Kinderkrankenhaus München-Harlaching wurde speziell zum Mutter-Kind-Krankenhaus bestimmt.
[32] Zur Förderung des Stillens wurde bereits in den 50er Jahren in Mainz und Würzburg das rooming-in (i.d.R. zeitweilige Unterbringung des Neugeborenen im Zimmer der Wöchnerin) eingeführt.

Aussage eines namhaften Chefarztes, „er habe noch kein Kind gesehen, das aus seelischen Gründen gestorben sei (Vgl. Becher 1980, S. 29). Seine Bedenken, daß[!] auf diese Anordnung hin alle Schwestern kündigen würden, bestätigten sich allerdings nicht" (Vgl. Biermann 1982, S. 55). Auch Kinderkrankenschwestern äußerten ernsthafte Bedenken. So könnten Eltern Infektionen „einschleppen", Ärzte und Schwestern durch Fragen Ärzte und Schwestern belasten oder Schwestern durch die mütterliche Mitarbeit „arbeitslos" machen. Die in der Jenaer Universitäts-Kinderklinik kurz zuvor eingeführte offene Besuchszeit wirkte sich auf den Genesungsprozess der Kinder „positiv" aus, wurde aber trotzdem lange Zeit ambivalent betrachtet (Vgl. Elendt 1992, S. 105).

Da aber schon früh der „leibliche Verfall des Kindes" durch die Trennung des Kindes von der Mutter beobachtet wurde, prägte sich der Begriff der „psychischen Intoxikation"[33] und „Inanition mit Marasmus"[34] (Vgl. Spitz 1968, S. 875). Aufgrund dieser Beobachtungen beschäftigte sich John Bowlby auf wissenschaftlichem Niveau ab Mitte des vergangenen Jahrhunderts ausführlicher mit Bindungstheorien: 1969 (Bindung), 1973 (Trennung) und 1980 (Verlust) (Vgl. Suess 2001, S. 29).

Schon bald nach Einführung von ausgedehnten Besuchszeiten und der Mitaufnahme von Müttern kranker Kinder wurden erste „fruchtbare Ansätze" für den Genesungsprozess erkannt, sodass viele Kinderkliniken nachzogen. Allerdings wurde der Begriff des Besuchs von Eltern breit ausgelegt; auch von Mangelzuständen diesbezüglich wurde berichtet: „Hierzu gehörte an erster Stelle der „Scheibenbesuch", daß[!] Eltern lediglich auf dem Gang stehend durch eine Fensterscheibe Kontakt zu ihrem Kind aufnehmen können, was für jedes Kind […] eine erhebliche Versagung bedeutet." - In fortschrittlicheren Kinderkliniken gehörten schon bald „heilpädagogische Hilfskräfte", wie heilpädagogisch geschulte Sonderlehrer und Psychotherapeuten, zum psychischen Beistand kranker Kinder (Vgl. Becher 1980, S. 32). Diese und viele andere Verbesserungen sind dem Aktionskomitee „Kind im Krankenhaus", namentlich Gabriele Braun und Irmgard Volkers mit ihrem unermüdlichen Einsatz in Form von Bürgerinitiativen und −aktivitäten zu verdanken.

### 2.5.3. Das Verständnis von Sorge und Pflege nach Benner und Wrubel

Pflegetheorien bereichern zudem wissenschaftliche Erkenntnisse um physische und psychische Belange und Mangelzustände von PatientInnen. Sie helfen Pfle-

---

[33] Vergiftung.
[34] Hungerzustand aufgrund eines Kohlenhydratemangels.

gekräften, menschliche Empfindungen und Bedürfnisse über die Kommunikation zu erkennen, Lösungen zu finden und sie gemeinsam mit dem Patienten umzusetzen. Mit Pflegetheorien soll die Bereitschaft geweckt oder vertieft werden, die Sinne für die Bedürfnisse von PatientInnen zu sensibilisieren. Dieses Verständnis von Sorge und Pflege stammt aus der Pflegetheorie von Patricia Benner und Judith Wrubel.

Ein ideales Verständnis aus Sorge und Pflege baut auf Expertenwissen, welches sich sowohl aus angelerntem Fachwissen als auch aus praktischer Erfahrung im Umgang mit Kranken und ihren Bedürfnissen zusammensetzt (Vgl. Rennen-Allhoff et al. 2000, S. 434).

Sorgende Haltung geschieht über die Bindung zwischen Pflegekraft und PatientIn. Diese Bindung vergleicht Benner mit einer Beziehung zwischen Eltern und Kindern oder zwischen zwei guten Freunden. So wird der Pflegekraft deutlich, was dem Patienten wichtig oder ihn anstrengt und welche Optionen der Bewältigung in seinem ganz persönlichen Fall zur Verfügung stehen.

Diese Haltung kann mit allzu großer emotionaler Nähe zum Patienten verwechselt werden. Diese „dysfunktionale emotionale Nähe" schafft eine zu große Identifikation und führt mittelfristig zum Burn-out-Syndrom (Vgl. Arets et al. 1999, S. 19). Auf der anderen Seite bedeutet totale Abgrenzung den Zustand von Anomie[35] und ist frei von jeder Bindung. Die Einhaltung sog. beruflicher Neutralität wurde noch in den Pflege-Lehrbüchern der sechziger Jahre gelehrt und ist kontraproduktiv zu Pflegeprozess und fürsorgender Pflege.

Die sorgende Haltung Benners meint keine „allzu große Gemeinschaft" sondern eher „das richtige Gleichgewicht zwischen (emotionaler) Nähe und einem bestimmten Maß an Distanz" (Vgl. Arets et al. 1999, S. 17), also der Anspruch, über die Emotionen den Menschen als Menschen ernst zu nehmen (Vgl. Ulich 1989, S. 86). Diese „funktionale emotionale Nähe", „die zu Respekt, Empathie und Echtheit fähig ist, fördernde Maßnahmen ergreifen kann und in der Lage ist sich abzugrenzen, damit der Patient unterstützt wird" (Vgl. Arets et al. 1999, S. 17), ist nach Benner wesentliche Voraussetzung einer jeden erfolgreichen Bewältigung. Erst die Sorge schafft Wege, mit einer bestimmten Situation umzugehen. Innerhalb des pflegeethischen Denkens wird dieses Verständnis von Sorge auch als „Nachdenken über verantwortliches Handeln im Rahmen der Berufsausübung" bezeichnet (Lay 2004, S. 75). Pflegekräfte, die Pflege auf dieser Kompe-

---

[35] Nicht-Sorge.

tenzstufe ausüben, werden von Benner als Pflegeexperten[36] bezeichnet (Vgl. Rennen-Allhoff et al. 2000, S. 790).

Durch diese sorgende Haltung wird eine Pflegeexpertin in die Lage versetzt, Probleme wahrzunehmen, potentielle Lösungen zu erkennen und daraus entwickelte Strategien praktisch umzusetzen. Für Eltern [und Kinderkrankenschwestern][37], die sich auf zwischenmenschliche Bindungen zwischen ihnen und dem Kind stützen können, ist es leichter, ihre spezifischen Bedürfnisse zu erkennen und adäquat auf sie einzugehen (Vgl. Benner et al. 1997, S. 24).

Benner und Wrubel kommen zum Schluss, dass kompetente Pflege erst durch eine sorgende Haltung effektiv wird. Auf dieser Basis ist es der Pflegenden möglich, selbst subtile Anzeichen von Verbesserung oder Verschlechterung wahrzunehmen. Diese Feinfühligkeit unterstützt das Erkennen von kindlichen Empfindungen, mögen ihre Signale auch noch so schwach sein.

## 2.6. Fazit zum theoretischen Rahmen

Bedürfnisse von Kindern manifestieren sich auf den verschiedenen nach Maslow dargestellten Ebenen. So individuell ein Kind ist, so unterschiedlich können kindliche Bedürfnisse sein und sich manifestieren. Jedes Kind empfindet Pflegesituationen oder solche von Behandlung und Untersuchung auf andere Weise und mit unterschiedlicher Intensität. Daher sollte für Kinderkrankenschwestern oder Ärzte neben ihrem pflegetechnischen oder medizinischen Sachverstand die Beobachtung des Kindes Vorrang haben. So lässt sich herausbekommen, ob bestimmte Situationen für das Kind mit angenehmen oder unangenehmen Empfindungen verbunden sind. Unangenehme Situationen sollten möglichst zeitnah erkannt werden mit dem Ziel eine pädagogisch sinnvolle Lösung zu finden, damit das Kind nicht unnötigerweise zu lange unter einem Bedürfnismangel leidet.

Bleiben Bedürfnisse unerkannt, können Entwicklungsstörungen wie Misstrauen, Deprivation, Überängstlichkeit etc. zu einem nicht wieder gutzumachenden Dauerzustand eines Menschen werden.

Daher sollte das Hauptziel von Kinderkrankenschwestern und Ärzten das innere und äußere Wohl des Kindes sein. Hierbei ist hinzunehmen, dass Dinge, die zum Wohle des Kindes entschieden werden, nicht als angenehm empfunden werden, wie es die Erläuterungen zum Bedürfnis nach Bewegung gezeigt haben.

---

[36] Stufen der Pflegekompetenz nach Benner: a) fortgeschrittener Anfänger b) kompetente Pflegende c) erfahrene Pflegende d) Pflegeexpertin.
[37] Anmerkung vom Autor.

## 3. Darstellung der Beobachtungen

### 3.1. Die Beobachtungen, dargestellt nach den Lebensaktivitäten von N. Roper

Im Folgenden werden die Ergebnisse der Beobachtungen und des Interviews eines Berliner Krankenhauses[38] dargestellt. Die beobachteten Aspekte wurden in die hierzulande weit verbreiteten (Vgl. Rennen-Althoff 2000, S. 340) zwölf Lebensaktivitäten nach N. Roper (Vgl. Hoehl et al. 2002, S. 53) eingeordnet[39]. Zwar wurden die von Roper 1993 entwickelten Lebensaktivitäten (LA) unter dem Begriff „Aktivitäten und Existenziellen Erfahrungen des Lebens (AEDL)" weiterentwickelt (Vgl. Rennen-Althoff 2000, S. 92), haben aber weiterhin Bedeutung in zumindest einem sehr gebräuchlichen Lehrbuch der Kinderkrankenpflege[40]. Dieser Bezug zur aktuellen Ausbildung war dem Autor wichtig, weil der Leser zum einen die Möglichkeit hat, durch Querverweise dieser Diplomarbeit auf theoretische Grundlagen zurückgreifen zu können. Zum anderen wird die aus der Methode der Beobachtung geforderte Nachvollziehbarkeit für einzelne relevante Aspekte unterstützt.

*[Anmerkung: Die Zitate sind in den im Anhang befindlichen Beobachtungen (A bis F) nachzulesen. Dazu ist jeweils die Zeilenangabe (Z) an das Ende des Zitates angefügt worden.]*

### 3.2.1. Lebensaktivität "Für eine sichere Umgebung sorgen"

Die Sorge um Sicherheit ist ein Merkmal, das den Menschen sein gesamtes Leben begleitet (Vgl. Hoehl et al. 2002, S. 390). Sicherheit ist nach Maslow das wichtigste Grundbedürfnis eines Menschen (Vgl. Smith 1999, S. 18ff). Ein Faktor, der nach Hoehl die Sicherheit beeinflusst, ist die Angst.

### 3.2.1.1. Angst vor pflegerischen/ärztlichen Maßnahmen

Angst ist ein ständiger Begleiter des Kindes während des Krankenhausaufenthaltes. Wichtig ist, dass Pflegekräfte Angstsituationen erkennen und dem Kind Möglichkeiten vermitteln, sie zu überwinden. Während der sechs Beobachtungen

---

[38] Krankenhaus der Grundversorgung.

[39] Der Versuch, die beobachteten Aspekte in die EACH-Charta (Rechte für Kinder im Krankenhaus) einzusortieren und daran die Ergebnisse darzustellen, scheiterte. Einige Aspekte, etwa die Miteinbeziehung von Kindern in den Pflegeprozess, hätten nicht untergebracht werden können. Dies war unter Zuhilfenahme des Abhängigkeits-/Unabhängigkeitskontinuum v. Roper leichter darzustellen.

[40] S. Hoehl, Lehrbuch der Kinderkrankenpflege.

zeigten Kinder gegenüber pflegerischen Handlungen Angst. Einige Angstsituationen wurden von der Pflegekraft erkannt und kompetent dem Kind durch gutes Zureden genommen:

> „Pflegekraft sagt: „So, jetzt schaue ich nach dem Tropf." - Wickelt die Mullbinde ab und fragt: „Tut das weh?" - Kind sagt: „Was guckst du?" - Kinderkrankenschwester sagt: „Ich schaue, ob es rot ist." - Kind sagt: „Ist schon rot." - Pflegekraft sagt: „Ja, da, ein bisschen. Das ist das Blut, das ist nicht schlimm. Das haben wir – schwups - mit dem roten Stöpsel zugemacht." - Pflegekraft nimmt eine neue Binde und wickelt sie über den Zugang. - Kind sagt: „Jetzt krieg ich `nen neuen." - Pflegekraft sagt: „Ja, jeden Tag bekommst du einen neuen." - Lacht. - Kind lacht auch." (Beobachtung von Kind F, Z. 104).

An anderer Stelle wurde sie aber scheinbar übersehen:

> „Kind sagt: „Können Sie auch das Pflaster am Arm abmachen?" – „Ja", sagt die Kinderkrankenschwester, „das mache ich gerne." – Kind sagt: „Aber schön langsam." – Kinderkrankenschwester entfernt mit einem schnellen Zug das Pflaster. Kind zuckt etwas zusammen und schaut auf die Stelle." (Kind F, Z. 162)

An dieser Stelle hätte die Kinderkrankenschwester dem Kind erklären müssen, dass es mehr Schmerzen bereitet, das Pflaster langsam abzuziehen und es deshalb so besser ist, wie sie es gemacht hat. Dies blieb aber aus, und auch nachdem das Pflaster abgezogen war, folgte keine Erklärung. Im Hinblick auf weitere pflegerische oder ärztliche Maßnahmen könnte das Kind misstrauisch reagieren und sich einer Maßnahme verweigern. Je jünger ein Kind ist, desto größer kann sich der Vertrauensverlust auswirken. Da es sich bei einem sechsjährigen Mädchen noch um ein recht junges Kind handelt, kann sich dieser Vertrauensverlust umso mehr verstärken.

Während einer Beobachtung findet ein Verbandswechsel statt. Auch hier werden die Ängste des kleinen Mädchens durch die Pflegekraft sehr kompetent behandelt.

> „...Lacht strahlend in Richtung des Beobachters. - Mullbinde ist nun abgewickelt, und Kind I bekommt einen ängstlichen Blick beim Anblick des Zugangs. - Schwester schaut Kind I an und sagt: „Du brauchst keine Angst zu haben; da ist nur ein ganz kleiner Schlauch drin." – Kind I ruft aufgeregt: „Mama, die Nadel ist raus!" - Mutter I fragt nach: „Ach, da ist gar keine Nadel mehr drin?" – Schwester: „Nein, die Nadel wird nach dem Legen des Zuganges sofort entfernt."" (Beobachtung B, Z. 73)

> „...Kind schaut zum Beobachter und zeigt ihm die rechte Hand und sagt: „Da ist gar keine Nadel drin!" (Kind B; Z. 121)

In der Vorstellung des Kindes lag bis zu diesem Verbandswechsel eine Nadel in seiner Hand und nicht, wie wirklich, ein kleiner Plastikschlauch. Die Erleichterung um das neue Wissen ist ihm spürbar anzumerken. Diese Erleichterung offenbart Unwohlsein und Angst, wenn das Kind an den intravenösen Zugang in seiner Hand dachte. Für das Mädchen war es nur logisch, dass beim Anblick einer Nadel während der Punktion später auch eine Nadel in ihrer Hand verbleibt. Es war bis zum Zeitpunkt der Beobachtung niemand da, der ihm etwas anderes erzählte.

Die hier gewonnene Erkenntnis sollten Pflegende und Ärzte nutzen, um Kindern etwas vom möglichen Unwohlsein zu nehmen, das sie in Verbindung mit einem intravenösen Zugang haben könnten. Aufgrund dieser Beobachtung interpretiert der Forscher, dass ein im Körper verbleibender Fremdkörper für das Kind etwas Unangenehmes bedeuten kann. Diese Vermutung müsste aber durch eine empirische Erhebung untermauert werden.

An anderer Stelle zeigte ein zehnjähriger Junge mit Schmerzen nach Appendektomie Angst. Aufgrund dessen wird der zuständige Chirurg gerufen. Seine Aussage vermehrt die Angst des Jungen:

> „Der Chirurg sagt, dass es unter Umständen zu einer Entzündung im Bauchraum gekommen sei, und dass man die nächsten Stunden abwarten sollte, um den Fall zu beobachten." (Beobachtung von Kind E, Z. 45)

Dem Jungen wird erklärt, dass eine Komplikation vorliegen könnte, die Folgen und mögliche Eingriffe werden aber nicht weiter besprochen; auch nicht die Therapie, mit welcher dem Jungen im Falle einer Komplikation geholfen würde. So bleibt er mit einer unbekannten, mit Phantasievorstellungen behafteten Situation zurück. Diese kann bedrohlicher empfunden werden als eine Angst auslösende Situation, die verstanden und erwartet wird (Vgl. Hoehl et al. 2002, S. 785). In diesem Fall wäre es Aufgabe des Chirurgen gewesen, dem Jungen zu erklären, was bei Zunahme des Schmerzes und anderer Entzündungsparameter auf ihn zukäme. Dadurch wäre für den Jungen Klarheit geschaffen worden. Die Angstvorstellungen bezüglich einer Komplikation wären nicht mehr so groß. Während der Visite des Chirurgen war keine Pflegekraft zugegen. Sie hätte dem Kind als Ansprechpartnerin für Fragen und Sorgen zur Verfügung stehen können. Auch hat der Chirurg es versäumt, sich dem Jungen oder seinen Eltern als Ansprechpartner zur Verfügung zu stellen. Durch die eher vagen Aussagen des Chirurgen bleiben beim Jungen Angst und Unsicherheit zurück.

Der Junge aus Beobachtung C wird beim Verbandswechsel darum gebeten, sein Pflaster selbständig zu entfernen:

> „…Heute musste ich die Pflaster selber abmachen. Boh, das sah unter dem Pflaster ziemlich komisch aus. Ganz schwarz. Ich glaube, morgen mach ich das nicht ab. Sah ganz komisch aus." - Beobachter: „Wenn du das Pflaster selber machst, dann weißt du auch, wann es weh tut." – Junge: „Ja, aber das möchte ich nicht." (Beobachtung C, Z. 73)

Diese aktive Einbeziehung des Kindes in den Verbandswechsel und die Konfrontation mit seiner Operationswunde sind ein guter pädagogischer Ansatz, das Kind aus seiner Rolle des passiven Teilnehmers zu holen. Hier wird ihm durch Ärzte oder Pflegepersonal diese Möglichkeit gegeben. Während er das Pflaster abzieht, erschrickt der Junge beim Anblick des schwarzen, geronnenen Blutes. Da er dem Beobachter nur sagt, dass die Wunde „ganz schwarz" war, ist zu vermuten, dass er nicht weiß, was das „Schwarze" ist, und es ihm scheinbar Angst macht. Wahrscheinlich wäre der Junge weniger ängstlich, wenn ein Arzt oder eine Kinderkrankenschwester ihm erklärt hätte, worum es sich handelt. Wahrscheinlich wäre er dann weniger ängstlich und würde sich nicht einer aktiven Rolle beim nächsten Verbandswechsel verweigern.

### 3.2.1.2. Angst vor Schmerz

Dieses Kapitel beginnt mit dem wörtlich wiedergegebenen Dialog zwischen einer kleinen Patientin und dem Beobachter:

> „...Kind sitzt wieder auf dem Bett und malt. - Kind sagt: „Das hat sauweh getan." - Beobachter steht auf, geht zum Kind und fragt: „Was hat denn sauweh getan?" - Kind zeigt auf das Pflaster auf dem rechten Handrücken." (Beobachtung A, Z. 127)

Im weiteren Gespräch schilderten Mutter und Tochter, dass der intravenöse Zugang zuvor in der rechten Hand gelegen hatte; später wurde er in die linke Hand verlegt. Das Mädchen habe bei der Aufnahme in der Ersten Hilfe des Krankenhauses neben ihrem erheblich reduzierten Allgemeinzustand aufgrund des HWI[41] große Schmerzen beim Legen des Zugangs gehabt.

Die Schmerzen, die durch das in der Regel geplante Legen eines intravenösen Zugangs hervorgerufen werden, können Dank neuer Entwicklungen minimiert werden. Hierfür wird in den Lehrbüchern für Kinderkrankenpflege der Hinweis gegeben, dass Punktionsstellen rechtzeitig vorher mit einem EMLA®-Pflaster[42] zu versorgen sind.

Der Einsatz dieses Pflasters ist in vielen Kinderkliniken Standard (Vgl. Hockenberry 2005, S. 313). Da schon nach fünf Minuten ein gewisser lokalanästhetischer Effekt vorhanden ist, sollte auf ein EMLA®-Pflaster nicht verzichtet werden (Vgl. Hoehl et al. 2002, S. 165).

### 3.2.1.3. Fazit

Das Legen eines intravenösen Zugangs ist für das Kind ein äußerst schmerzhafter Vorgang. Soweit es sich nicht um einen Notfall handelt, in dem lebensrettende Medikamente verabreicht werden müssen, kann vor der Punktion einer Vene ein EMLA®-Pflaster geklebt werden. Damit werden die Schmerzen auf ein Minimum reduziert.

---

[41] Abkürzung für Harnwegsinfekt.
[42] Zur Oberflächenanästhesie einsetzbares Pflaster mit einer Salbenmischung aus Lidocain und Prilocain.

Schmerzen bei einem derartigen Eingriff sind überflüssig, vermeidbar und kontraproduktiv gegenüber dem Grundsatz der atraumatischen Pflege (Vgl. Hockenberry 2005, S. VII).

Nicht vollständig vermeidbar ist der zeitweilig auftretende Schmerz wie beim Kind aus der Beobachtung C nach der Appendektomie:

> „...Beobachter: „Tut Deine Wunde noch sehr weh?" - Junge: „Nein, aber beim Bistro tat sie weh." (Beobachtung C, Z. 72)

Durch den nachlassenden Schmerz im OP-Bereich fühlt der Junge sich animiert, durch das Krankenhaus zu laufen. Der hin und wieder auftretende Schmerz hält ihn aber nicht davon ab, sich auch weiterhin zu bewegen. Der aufkommende Schmerz wird dabei in Kauf genommen:

> „...Ich gehe oft auf den Flur, um in Schwung zu kommen. Dann sehen die Schwestern, dass ich wieder fit bin, und dann lassen mich die Ärzte vielleicht früher gehen." (Beobachtung C, Z, 50)

In einer anderen Beobachtung handelt es sich beim Schmerz eher um ein diffuses Geschehen, welches aber den Allgemeinzustand des Jungen zum Unwohlsein beeinflusst:

> „...Beobachter fragt ihn: „Bekommst Du gar keinen Hunger, wenn du immer auf das Essen vom Mittag schauen musst?" – Der Junge antwortet: „Nein, ich esse auch nicht viel. Im Moment kämpfe ich noch mit den Schmerzen."" (Beobachtung E, Z. 39)

An anderer Stelle wurde bereits geschildert, dass der diensthabende Chirurg dem Jungen bereits einen Besuch abgestattet hatte, um ihn zu untersuchen. Inwieweit bei diesem Jungen eine gezielte Schmerztherapie sinnvoll wäre, ist nicht klar. Durch die Gabe stärkerer Medikamente würde zwar der Schmerz nachlassen, aber der Verlauf, etwa in Richtung Komplikation, wäre nicht mehr so gut beobachtbar. Der Junge bekam weiterhin die ärztlich angeordneten Analgetika in Form von Suppositorien:

> „...Jeden Tag kriege ich sechs Zäpfchen; voll krass." (Junge aus Beobachtung E im Telefonat mit seiner Freundin, Z. 93)

In der Regel aber gilt, dass stationär aufgenommene Kinder nicht unnötig unter Schmerzen leiden müssen und Schmerz zu dokumentieren ist. Dabei ist zu beachten, dass Schmerz ist, was Kinder als Schmerz empfinden (Vgl. Hockenberry 2005, S. 292, Hoehl et al. 2002, S. 162) und nicht das, was Eltern, Pflegende oder ärztliches Personal dafür halten oder was, wie sie meinen, für ein Kind zumutbar sei (Vgl. Holoch et al. 1999, S. 569, Zander et al. 1993, Carter 1994, Jung 1996 (zitiert bei Holoch).

Für die Schmerzerfassung gibt es verschiedene Techniken und Assessments, wie gezielte Schmerzanamnesen oder Schmerzskalen (Vgl. Hockenberry 2005, S. 292f, Hoehl et al. 2002, S. 161ff, Holoch et al. 1999, S. 580f). Mittlerweile sind die ersten Krankenhäuser, wie das St. Joseph Krankenhaus in Berlin Tempelhof, durch den TÜV Rheinland Schmerz zertifiziert.[43]

### 3.2.1.4. alterstypische kindliche Ängste

Angst im Krankenhaus kann übersehen werden, weil sie nicht nur mit Krankheit, Behandlung und Schmerz verbunden ist. Der Junge aus Beobachtung C hat Angst vor der Nacht:

> „...und wenn du Lust hast, dann kannst Du mir ja ein wenig von Deinen Erlebnissen erzählen." - Junge: „Manchmal habe ich Angst vor der Nacht. Ich bin auch traurig, wenn meine Eltern gehen..." (Beobachtung C, Z. 46)

Auch die Fernsehsendung scheint im Jungen Angst auszulösen. Im Zusammenhang mit diesem möglichen Angsterlebnis sagt er, dass ihm die Eltern fehlen:

> „...Plötzlich sagt er: „Boh, was sagt der denn jetzt?" - Im Fernsehen läuft eine Folge der Simpsons. Die [Zeichentrick animierte] Handlung zeigt zwei sich gegenüberstehende Figuren, von denen eine der anderen ein langes Messer in die Brust sticht. Die Brust des Opfers färbt sich rot, und auch die Wand ist rot gefärbt. - Der Junge bewegt sich im Bett hin und her und sagt: „Boh." - Nach einem kurzen Moment sagt er: „Ab und zu weine ich auch, wenn meine Eltern gehen."" (Beobachtung C, Z. 128)

Diese kindliche Reaktion ist normal, und Kinder sind „gleichsam darauf programmiert, Angst durch das Herbeiführen körperlicher Nähe zu mildern" (Vgl. Nickel, H. et al. 1991, S. 55). Die Erfahrung, dass der Junge seine Eltern vermisst und ihre Nähe wünscht, hat auch dessen Mutter gemacht:

> „In der Nacht vermisse er am meisten seine Eltern. Daher hätte sich auch der Abschied zur vergangenen Nacht mit vielen Tränen besonders schwierig gestaltet." (Interview mit der Mutter von Kind C, Z. 198)

Noch in drei anderen Momenten stellt der Junge sein Bedürfnis nach Zuwendung und Nähe dar. Der erste Moment folgt im Anschluss an die Aussage, dass ihm die Eltern fehlen:

> „Junge nimmt eines seiner Kuscheltiere, drückt es mit den Händen, schaut es an, schaut wieder zum Fernseher." (Beobachtung C, Z. 56)

> „...Als er [vom Gang auf dem Flur] wiederkommt, legt er sich wieder ins Bett, setzt den Kopfhörer auf und schaut wieder Fernsehen. Während dessen erzählt er über das Essen, die Schule, Noten und dass er seinen Papa küsst." (während der Beobachtung C, Z. 125)

> „...Am meisten hätte er heute seinen Hund vermisst und den verschmierten Bart [Zitat] des Freundes der Mutter." (Interview mit dem Jungen aus Beobachtung C, Z. 214)

Bei Betrachtung dieser Beobachtungen wird deutlich, dass der Junge ängstlich ist und ein besonderes Bedürfnis nach Nähe hat. Die Eltern können durch ihre Berufstätigkeit nicht dauernd beim Jungen sein, und so ist es Aufgabe des Pfle-

---

[43] Vgl.: http://sjk.webfox01.de/aktuelles/akute_schmerztherapie/index_frame.

gepersonals, zum einen die Gefühlslage des Jungen in diesen speziellen Umständen kennen zu lernen als auch daraus Konsequenzen zu ziehen.

Auf die Frage des Beobachters, wie oft am heutigen Tag eine Kinderkrankenschwester bei ihm war, antwortet der Junge „drei- bis viermal" (Beobachtung C). Der Forscher nimmt an, dass es besser wäre, ängstliche Kinder öfter als dreimal pro Schicht aufzusuchen, um ihnen so ein Stück ihrer Ängste und Sorgen zu nehmen. Da der Forscher an mehreren Stellen der Beobachtung in die beobachteten Empfindungen des Jungen ein Gefühl der Angst interpretierte, ist zu vermuten, dass er auch während der Nacht ängstlich gewesen ist. In der Nacht, die auf die Beobachtung folgte, lag der Junge alleine im Zimmer. Der Zimmernachbar war entlassen worden. Er lag allein in einem Zimmer mit drei anderen Betten, die mit weißen Bettlaken bedeckt waren. Wenn das Pflegpersonal seine Angst erkannt hätte, wäre der Junge in ein Zimmer zu verlegen gewesen, in dem noch ein anderes Kind gelegen hätte.

Lehrbücher für Kinderkrankenpflege bieten dem Leser eher allgemeine Darstellungen, wie ein Angstniveau von stationär aufgenommenen Kindern erfasst werden kann. Sie helfen, das Temperament des Kindes durch Assessments kennen zu lernen (Vgl. Hockenberry 2005, S. 69f), oder raten, „belastende oder ängstigende Situationen frühzeitig zu erkennen (Vgl. Holoch et al. 1999, S. 152). Auf die hier beschriebenen Beobachtungen wird aber nicht ausreichend eingegangen.

### 3.2.1.5.Fazit

Kinder sind im Krankenhaus Situationen ausgesetzt, die ihnen Angst bereiten, auch, wenn sie sich in einer objektiv gesehen „sicheren Umgebung" aufhalten. Diese Ängste sind nicht immer so offensichtlich, wie sie in Lehrbüchern für Kinderkrankenpflege beschrieben werden, wenn sie mit dem unmittelbaren Krankheitsgeschehen, der Behandlung oder dem Krankenhaus in Verbindung stehen. Manche Angst auslösenden Situationen sind nicht als solche erkennbar. Kinder, die ohne elterliche Begleitung im Krankenhaus untergebracht sind, bedürfen einer besonderen Betreuung des Pflegepersonals. Dies geschieht durch eine feste Bezugsperson, die das Kind regelmäßig sieht, den Tag gestaltet, Ängste rechtzeitig erkennt und mögliche Schritte einleitet, damit das Kind keine Angst mehr hat bzw. diese abgemildert wird.

## 3.2.2. Lebensaktivität „Sich beschäftigen, spielen und lernen"

### 3.2.2.1. Das Spielzimmer

Unter Berücksichtigung der Tatsache, dass ein Krankenhausaufenthalt für ein Kind viele Angst und Stress erzeugende Faktoren mit sich bringt, ist der Aspekt des Spieles mit seinem lösenden und erlösenden Ausgleich von großer Wichtigkeit (Vgl. Moor 1973, S. 70).

Vier von sechs beobachteten Kindern inklusive anwesender Mütter, bemängeln das Spielzimmer. Manche Kinder und Eltern nutzen es zwar, sind aber aus immer den gleichen Gründen wenig davon begeistert:

> „So dolle ist das hier nicht mit den Stiften..." (Mutter von Kind A, Z. 37)

> „Die Mutter fügt hinzu, dass sie das Spielzimmer nicht schön finden. Alle Spiele seien durcheinander, so wie das eben genutzte Puzzle." (Interview der Mutter von Kind B, Z. 164)

> "Da ist ein Spiel mit Nadeln und das ist schon ganz kaputt. Da hat jemand mit den Nadeln immer rein gestochen, und da kann man gar nichts mehr sehen."(Kind C, Z. 80)

> „...dabei fällt dem Beobachter auf, dass unvollständige Spiele zusammen im gleichen Karton liegen." (Beobachtung von Kind B, Z. 44)

Die Kinder D und E erwähnen das Spielzimmer gar nicht. Kind D spielt ein Gesellschaftsspiel auf seinem Bett, und Kind E zieht es vor, im Bett mit seiner Freundin zu telefonieren.

Gehen Kinder in das Spielzimmer, um es kennen zu lernen, erlischt das Interesse daran sehr bald:

> „Die Erzieherin kommt am ersten Tag und sagt, dass man ins Spielzimmer kann." - Beobachter: „Kommt sie dann nicht mehr?" - Junge: „Nein, nur den ersten Tag." Beobachter: Wie wäre es, wenn sie jeden Tag kommen würde. Manchmal weiß man doch nicht, was man machen soll, und da ist es gut, wenn jemand wie die Erzieherin eine Idee hat?!" – Junge: „Ich finde, es reicht einmal." (Kind C, Z. 89)

Hier wird die einzige Aussage über die Erzieherin, die morgens auf der Station ist, gemacht. Von den anderen fünf Kindern oder Eltern wird sie nicht erwähnt.

Außerdem gibt es offensichtliche Falschinformationen über das Spielzimmer:

> „Ich glaube, fünf Uhr darf man nicht mehr ins Spielzimmer. Es ist dann geschlossen. Der die Spiele nicht richtig aufräumt, bekommt eine Strafe, oder so." (Kind C, Z. 82)

Begleitung und Beobachtung des Spielverhaltens ist für die Erfassung kindlicher Bedürfnisse von Bedeutung. Durch regelmäßige und systematische Begleitung der Kinder würden Missverständnisse, wie das oben dargestellte, nicht entstehen. Dieser Junge berichtete, dass er viel Zeit im Zimmer verbringt, dort Fernsehen schaut oder liest. Da der Junge gerne und frei von seinen Sorgen und Ängsten berichtete, wären diese durch eine engere Begleitung schnell erkannt und

Maßnahmen eingeleitet worden. Diese Form der Kinderpsychotherapie ist Teil der Aufgabe von BeschäftigungstherapeutInnen (Vgl. Biermann 1982 S. 160).

Auch auf anderer Ebene äußern Eltern bezüglich des Spielzimmers Ängste und Bedenken:

> „...und dass sie nicht ins Spielzimmer gingen. Davon hätten ihr die Kinderkrankenschwestern abgeraten. – Auf die Nachfrage des Beobachters, erklärt sie, dass manchmal Kinder mit Infektionen das Spielzimmer benutzen würden. Diese Kinder sollten dort eigentlich nicht reingehen, tun dies aber doch. Daher könne nicht ausgeschlossen werden, dass sich Kinder an diesen Krankheiten anstecken könnten." (Mutter von Kind F, Z. 37)

Durch die ablehnende Haltung einer (oder mehrerer) Pflegekräfte wird deutlich, dass das Spielzimmer das „Stiefkind" der Station ist. Neben Kindern und Eltern sehen auch Pflegekräfte im Spielzimmer keinen Ort, in dem das Kind sich durch das Spiel ablenken und entfalten kann.

Dies ist aber wichtig, weil Kindern das Spielzimmer durch regelmäßige Besuche ein fester Bestandteil des Klinikalltages werden kann. Durch das Spiel kann das Kind positive Kontakte zu anderen Kindern aufbauen, und Kontakte von neuen Kindern mit anderen werden von der Erzieherin vermittelt. Das Spiel wird durch vorgegebene oder freie Spielmöglichkeiten bzw. Bereitstellung von Material von der Erzieherin gestaltet, sodass aufgrund unterschiedlicher Angebote alle Kinder Beschäftigung und Abwechslung finden. Beobachtungen, die von der Erzieherin gemacht werden, liefern wertvolle Beiträge zur Bedürfnisfindung und – befriedigung eines Kindes (Vgl. Biermann 1978, S. 82f).

### 3.2.2.2.Fazit

Kinder, Eltern und Stationsangehörige sind unzufrieden mit dem Spielzimmer der Station. Spiele und deren Bestandteile sowie Bastelmaterial sind beschädigt, durcheinander oder fehlen. In einem Fall wird einer Mutter sogar geraten, das Zimmer aufgrund erhöhter Keimzahl und der damit verbundenen Ansteckungsgefahr nicht zu betreten.

Vermutlich verhindern ungeklärte Zuständigkeiten eine notwendige Pflege von Spielzimmer und Inventar. Vielleicht handelt es sich aber auch um eine Vernachlässigung infolge fehlender Standards oder Dienstanweisungen. In der Folge meiden die meisten beobachteten Eltern und Kinder das Spielzimmer.

Lehrbücher der Kinderkrankenpflege weisen eindringlich darauf hin, das Spiel sei für ein Kind ein Grundbedürfnis wie essen und trinken, ruhen und schlafen (Vgl. Hoehl et al. 2002, S. 406, Holoch et al. 1999, S. 1033) und für seine Entwicklung von elementarer Bedeutung (Vgl. Lüders et al. 1990, S. 356). Zwar wird es theoretisch als „willkommene Abwechslung" und „Schutzraum" dargestellt

(Vgl. Hoehl et al. 2002, S. 118), Gestaltung sowie Nutzung und Pflege werden aber nicht näher beschrieben. Weiterführende Literatur gibt es kaum. Aktuelle Zeitschriftenartikel zum Thema „Spielzimmer" existieren nicht: Die Online-Recherche über PubMed mit den Schlüsselbegriffen „Play" und „Hospital"[44] er-brachte in deutschen Fachzeitschriften keinen Treffer.[45]

### 3.2.2.3. Spielen mit anderen Kindern

Nicht nur das Spiel im Allgemeinen ist wichtig, sondern auch das Spiel von (gleichaltrigen) Kindern untereinander. Die Charta für Kinder im Krankenhaus (EACH-Charta)[46] weist im Artikel 6 darauf hin, dass Kinder gemeinsam mit Kindern betreut werden sollen, die von ihrer Entwicklung her ähnliche Bedürfnisse haben (EACH-Charta 1988). Der Hinweis der Charta bringt zum Ausdruck, dass Kinder gleichen Alters in einem Bereich oder Zimmer untergebracht sein sollen. Hiermit sollen gemeinsame Interessen und Bedürfnisse und auch Freundschaften untereinander gefördert werden.

Eine solche Zusammenlegung von Kindern konnte bei den sechs beobachteten Jungen und Mädchen nicht festgestellt werden. Drei Kinder waren privat versichert, und deren Eltern beanspruchten ein Einzelzimmer für sich und ihre Kinder. Wenn diese Kinder nicht auf den Flur oder ins Spielzimmer gingen, waren sie von anderen Kindern isoliert. Dies brachten Eltern und Kinder zum Ausdruck:

> „Gleich kommen meine Freundinnen, A. und M. Wir waren zusammen im Skiurlaub [...] Beobachter fragt das Kind: „Kennst Du denn auch Kinder auf der Kinderstation, die nett sind, und mit denen Du spielen kannst?" – Kind sagt: „Nein." – Mutter erklärt weiter: „Wir wissen gar nicht, welche Kinder hier auf der Station sind. Man lernt auch niemanden kennen. Wir sind ja den ganzen Tag im Zimmer. Das Spielzimmer benutzen wir ja nicht. Wahrscheinlich dürfen die Schwestern wegen der Schweigepflicht auch nicht sagen, welche Kinder auf der Station sind. (Kind und Mutter von Kind F, Z. 54)

> „...auf dem Flur hört man Kinder lachen. - Das Kind sagt: „Die spielen ja auch da!"" (Kind A, Z. 130)

Ein Junge hatte zwar einen gleichaltrigen Zimmernachbarn, der aber am Tag der Beobachtung entlassen worden war. Dieser Junge hatte an einer Tür des Zimmers einen Schaden verursacht. Der andere Junge hatte nun große Angst, mit dem Tun des anderen Jungen in Verbindung gebracht zu werden:

> „...und ich bin froh, dass der Junge nicht mehr da ist, der hier im Zimmer war. Der hat die Tür so doll geknallt, dass sie kaputt gegangen ist. Ich hatte Angst, dass die Schwestern meinen, ich hätte etwas damit zu tun." (Kind C, Z. 48)

---

[44] Die Online-Recherche in PubMed zu einschlägigen deutschen Artikeln erfolgt über englische Schlüsselbegriffe.
[45] Vgl.: http://www.ncbi.nlm.nih.gov/entrez/query.fcgi?CMD=Pager&DB=pubmed.
[46] verabschiedet durch die 1. Europäische „Kind im Krankenhaus"-Konferenz, Leiden (NL), Mai 1988.

Ob der Junge generell lieber alleine ist, wurde aus der Beobachtung nicht deutlich. Vielleicht stand es auch in Verbindung mit dem Schaden, den sein Zimmernachbar angerichtet hatte:

> „…Beobachter: " Fühlst Du Dich ohne Kinder im Zimmer manchmal alleine?" –
> „Wenn man Ruhe mag, ist das genau richtig."" (Kind C, Z. 86)

Eine Anregung seitens Pflegepersonal und Erzieherin, Kinder miteinander bekannt zu machen, wurde nicht deutlich:

> „Beobachter: „Gibt es noch andere Kinder in deinem Alter auf der Station?" –
> Junge: „Weiß ich nicht."" (Beobachtung C, Z. 78)

Die anderen beobachteten Jungen hatten Zimmerkameraden, doch anstatt sich alleine zu fühlen, empfanden sie andere Kinder und Angehörige nicht als einen Gewinn. Beide Male waren die Altersunterschiede der Kinder sehr groß: einmal 15 und einmal sieben Jahre. Im Falle des zehnjährigen Jungen aus der Beobachtung E kam hinzu, dass das Zimmer mit 13 Personen überfüllt war. Dies brachte der zehnjährige Junge auch zum Ausdruck:

> „Ich finde nicht gut, dass die Zimmer so eng sind. Mein Zimmer zuhause ist größer als dies hier, und da steht auch nur ein Bett drin." (Kind E, Z. 60)

Die Kinder haben in diesem Zimmer keinen Kontakt zueinander: der polnische Junge spielt mit einem Laptop, der zu beobachtende Junge telefoniert, was die anderen stört, der zweijährige türkische Junge spielt mit Lego auf seinem Bett, und der siebzehnjährige Junge versucht zu schlafen. Resümierend lässt sich die Stimmung im Zimmer als wenig harmonisch bezeichnen:

> „Die Verwandtschaft des polnischen Kindes ziehen sich ihre Jacken an und verlassen das Zimmer. Sie sagen allen im Zimmer Befindlichen „Auf Wiedersehen."
> Die Mutter des großen Jungen antwortet nicht." (Beobachtung im Zimmer des Kindes E, Z. 74)

Beim sechsten Kind, einem neunjährigen Jungen, liegt ein zweijähriges Kind im Zimmer, das schläft. Dies hat Konsequenzen für alle anderen:

> „…und spielen Mensch-ärgere-dich-nicht; dabei sprechen sie nur im Flüsterton."
> (Kind D, Z. 30)

Die Mutter des beobachteten Jungen führt dies im anschließenden Interview aus:

> „Sie hält den Altersunterschied zwischen den Kindern für zu groß, besonders, weil oft auf das kleine schlafende Kind Rücksicht genommen werden müsste, das dann aber auch wieder mitten in der Nacht aufwacht und weint." (Interview mit Mutter aus Beobachtung D, Z. 154)

Außer dem Altersunterschied bestehen auch offensichtliche Mentalitätsunterschiede, welche sie auf die verschiedenen Nationalitäten zurückführt: Die Mutter des Jungen aus der Beobachtung ist Deutsche, die des Zweijährigen Türkin. Um diese Unterschiede weiter zu begründen, bezieht sie sich auf einen Streit, den die türkische Mutter am Vortage mit ihrem Mann ausfocht:

„...dass sich die türkische Mutter am Vortage sehr laut in der Gegenwart ihres Sohnes mit ihrem Mann unterhielt, fast schon einen lauten Streit ausfocht. Ihr Sohn (das zu beobachtende Kind) war davon sehr erschrocken und verängstigt. (Mutter von Kind D, Z. 122)

„Besonders ärgert sie sich über die [türkische] Mutter, die als Zimmernachbarin des Öfteren störend auftritt. So würde mitten in der Nacht der Fernseher angemacht, der durch sein helles Flackern Mutter und Sohn beim Schlafen störe." (Mutter von Kind D, Z. 109)

### 3.2.2.4. Fazit

Grundsätzlich besteht bei den meisten beobachteten Kindern das Bedürfnis, mit anderen Kindern zu spielen. Trotzdem stand kein Kind während der Beobachtung mit einem anderen stationär aufgenommenen Kind in Interaktion.

Hierfür werden folgende Gründe vermutet: Eltern isolieren sich und ihr Kind durch die Inanspruchnahme von Vorzügen aus privaten Zusatzversicherungen, wie dem Einzelzimmer. Das Pflegepersonal und die Stationspädagogin führen gleichaltrige Kinder nicht zusammen und animieren Eltern auch nicht dazu, das eigene Krankenzimmer zu verlassen, um andere Eltern oder Kinder zu treffen, sich mit ihnen auszutauschen oder miteinander zu spielen. Grund hierfür sind möglicherweise Probleme, bedingt durch den Schichtdienst des Pflegepersonals, wodurch Kindern und Eltern keine feste Bezugsperson zur Verfügung steht (Vgl. Lüders 1990, S. 359).

Aufgrund der Veränderungen des Lebensstils von Heranwachsenden haben Kinder immer weniger Spielpartner (Vgl. Breithecker 2007). Dieser Trend setzt sich während der stationären Krankenhausbehandlung fort.

Anregungen, den Kontakt der Kinder untereinander aufzubauen oder zu unterstützen, finden sich in den drei genannten Lehrbüchern der Kinderkrankenpflege nicht. Selbst bei Anwesenheit ausländischer Kinder auf der Station werden nur Hilfen durch Dolmetscher, Infobroschüren in Landessprache vorgeschlagen o. dgl. (Vgl. Holoch et al. 1999, S. 614 ff., Hoehl et al. 2002, S. 152). Eine ganz einfache und bodenständige Hilfe durch Kontaktaufnahme der Kinder untereinander oder Eltern gleichen Kulturkreises gibt es nicht.

### 3.2.2.5. Sich beschäftigen

Neben dem Spiel, alleine, mit Freunden oder Zimmernachbarn, ist eine Tagesstrukturierung wichtig. Zwar gibt es Momente im Krankenhausalltag, die Kindern eine gewisse Abwechslung verschaffen. Einen geregelten Tagesablauf, wie sie ihn von zuhause kennen, gibt es in der Regel nicht. Ferner ist die Begleitung im Spiel für Kinder von großer Wichtigkeit; denn herausgerissen aus der häuslichen

Umgebung und allein gelassen in einem Krankenzimmer, spielt ein Kind nicht mehr (Vgl. Biermann, 1978, S. 83).

Bis auf Kind D[47] brachten fast alle beobachteten Kinder ihren Unmut über Langeweile während ihres stationären Aufenthaltes direkt oder indirekt zum Ausdruck:

> „…Außerdem sei ihm oft langweilig." (Interview mit Mutter von Kind A, Z. 158)

> „Nur mit Mühe gelingt es ihr, das Kind zum Spielen anzuregen, um so beiden die Zeit zu vertreiben." (Eindrücke des Beobachters über die Mutter von Kind B, Z. 180)

> „Alles in allem blieb beim Beobachter der Eindruck hängen, der Junge sei unterfordert und über weite Strecken des Tages auf sich allein gestellt. Daher erschienen ihm Tag und Nacht des Krankenhausalltages als unendlich lange Durststrecke. Einzig Schule und der Besuch der Mutter boten ihm Abwechslung von einem sonst recht langweiligen Krankenhausaufenthalt." (Eindrücke des Beobachters über Kind C, Z. 265)

> „…Du hast es besser, ich hab hier `nen scheiß Wochenende,…" (Kind E)
> Auf die Frage, was dem Jungen heute am besten gefallen hätte, antworten Mutter und Junge einhellig: Gar nichts. (Beobachtung E, Z. 84)

> „…Mutter erläutert weiter, dass sich das Kind sehr oft langweile…" (Beobachtung F, Z. 37)

> „Beobachter sagt: „Am liebsten würdest Du Dich jetzt bewegen, laufen und springen, oder?" – Kind sagt: „Ja. Wir sind immer hier im Zimmer, und da ist es so heiß!"" (Beobachtung F, Z. 126)

> „Die Mutter sagt, dass das Kind oft über Langeweile klagt. Sie sei nicht permanent beschäftigt." (Interview mit der Mutter aus Beobachtung F, Z. 178)

Das Kind, das am meisten den Eindruck gegenüber dem Beobachter machte, sich zu langweilen, wurde zudem noch in seinem Warten auf die Klinikclowns enttäuscht:

> „Dienstags und donnerstags kommen die Klinikclowns, aber letzten Dienstag waren sie gar nicht da. Ich habe auf sie gewartet, und sie kamen gar nicht." (Kind C, Z. 97)

Die Klinikclowns sind für die Kinder eine willkommene Abwechslung. Selbst der zehnjährige Junge aus der Beobachtung E hat noch großes Gefallen an ihnen, und so verbringen sie sogar einige Minuten länger bei ihm als bei den anderen Kindern. Trotz seines reduzierten Allgemeinzustandes hat auch dieser Junge große Freude an ihrem Besuch:

> Die Mutter meint, dass dem Jungen der Auftritt der Klinikclowns sehr gut gefallen hätte. Sie hätten ihm ein Fingerspiel beigebracht, das er schnell gelernt hätte. (Interview mit der Mutter aus Beobachtung D, Z. 140)

Da es sich bei den Ausführenden der Rolle des Klinikclowns um Erwachsene handelt, muss die Ankündigung, an einem bestimmten Tag und eine bestimmte

---

[47] Der Junge aus Beobachtung D litt unter einem reduzierten Allgemeinzustand. Zudem wechselten sich Eltern und Geschwister damit ab, mit ihm zu spielen und ihm vorzulesen.

Uhrzeit wiederzukommen, eingehalten werden, um für das Kind glaubhaft zu sein (Vgl. Biermann 1978, S. 83).

### 3.2.2.6.Fazit

Ohne Spielkameraden und geeignete Abwechslungsmöglichkeiten durch vorhandene Spiele, zusätzlich verbunden mit einer fehlenden Tagesstrukturierung, scheint der Krankenhausalltag für die beobachteten Kinder nicht enden zu wollen. Eltern und Kinder halten sich mit kleineren Spielchen, Malereien, telefonieren oder dem Fernsehen wach. Da die Angebote aus Schule und pädagogischer Betreuung sich meist auf den Vormittag beschränken, beginnt für Kinder und Eltern nach dem Mittagessen eine lange Durststrecke.

Besonders für die Kinder, die ohne Begleitung der Eltern auskommen müssen, wäre eine Tagesstrukturierung, wie sie Hoehl vorschlägt (Vgl. Hoehl et al. 2002, S. 121), sinnvoll. Die Einteilung von spielen, lesen, fernsehen und anderen Aktivitäten sowie die Auswahl des Fernsehprogramms könnte durch die Kinder vorbereitet und mit der zuständigen Kinderkrankenschwestern abgestimmt werden. So hätten stationär aufgenommene Kinder eine Tagesstrukturierung wie zuhause, wenn auch in anderer Form. Außerdem würden sie durch Einbindung in die weiteren Aktivitäten der Kinderstation aus Isolierung und Passivität herausgeholt (Vgl. Biermann 1978, S. 84).

### 3.2.2.7. Sich Bewegen

Die relative Untätigkeit der Kinder oder ihre aus Langeweile geborenen Aktivitäten kompensieren nicht das Bedürfnis nach Bewegung. Ein Mädchen malt (Beobachtung A), ein Mädchen puzzelt (Beobachtung B), ein Junge schaut Fernsehen (Beobachtung C), ein Junge spielt Mensch ärgere dich nicht (Beobachtung D), ein Junge telefoniert (Beobachtung E), ein Mädchen schaut Fernsehen (Beobachtung F).

Fast alle Kinder haben den Wunsch, ihrem Bedürfnis nach Bewegung nachzukommen:

> „Am meisten fehle dem Kind das freie Spielen. Es bewege sich sehr gerne und sei auf der Station sehr eingeschränkt." (Interview mit Mutter von Kind A, Z. 155)

> „Kind I: „Gehen wir raus?" - Mutter I: „Willst du raus gehen?" – [Auf Nachfrage des Beobachters sagt Kind, dass es draußen Spazieren gehen möchte.] - Kind I beginnt mit Beobachter per Blickkontakt Verstecken zu spielen. - Mutter I regt Kind I zum Spielen mit dem Puzzle an." (Beobachtung B, Z. 59)
> Die Bewegung würde ihm am meisten fehlen. Es bewege sich gerne, und das sei auf der Station nicht gut möglich. (Interview mit der Mutter aus Beobachtung B, Z. 161)

„Ich gehe oft auf den Flur, um in Schwung zu kommen. Dann sehen die Schwestern, dass ich wieder fit bin, und dann lassen mich die Ärzte vielleicht früher gehen. Wenn ich ganz, ganz, ganz viel Glück habe, kann ich schon morgen nach
Hause." (Kind C, Z. 54)

„...„ Mama, am liebsten hätte ich jetzt meinen Hula-Hup-Reifen hier. Oder mein
Trampolin. [wendet sich an Beobachter] Das steht zuhause. Da müssen nur die
Beine dran geschraubt werden." – Beobachter sagt: „Am liebsten würdest Du
Dich jetzt bewegen, laufen und springen, oder?" – Kind sagt: „Ja. Wir sind immer
hier im Zimmer, und da ist es so heiß!"" (Kind F, Z. 126)
„Das Kind vermisse am meisten das Rausgehen und das Autofahren." (Interview
mit der Mutter aus Beobachtung F, Z. 180)

Neben den Berichten der Mütter wird aus der Beobachtung deutlich, dass die
Kinder unter dem Bewegungsmangel leiden. Teilt man die sechs beobachteten
Kinder in eine weniger aktive und eine aktivere Gruppe ein, dann haben diejeni-
gen einen geringeren Bewegungsdrang, die unter Schmerzen leiden (Junge aus
Beobachtung E, der zwei Tage zuvor appendektomiert[48] wurde) oder einen allgemein reduzierten Allgemeinzustand durch ein akutes Krankheitsgeschehen
aufweisen (Kind D[49]).

Die anderen vier Kinder fühlen sich beschwerdefrei. Daher möchten Sie
gern ihr Leben so fortsetzen, wie sie es von zuhause gewohnt sind. Hier steht die
Bewegung an erster Stelle. Das einfachste Mittel gegen Langeweile, dass die
Lust zur Bewegung unterstützt, ist der Gang an die frische Luft. Wenn es kalt
sein sollte, werden die Kinder entsprechend angekleidet. Dieser Gang an die
frische Luft, nach Abmeldung bei der zuständigen Kinderkrankenschwestern - gar
auf einen in der Nähe befindlichen Spielplatz - bietet den Kindern Abwechslung.

Warum die Kinder aber einen Großteil des Tages auf dem Bett verbringen, kann nicht mit letzter Sicherheit erklärt werden. Aus pflegerischer Sicht besteht bei Kindern, die eine intravenös verabreichte Antibiose erhalten und sich
subjektiv gesund fühlen, keine Kontraindikation gegen einen Spaziergang an der
frischen Luft. Keines der beobachteten Kinder war aus pflegerischer oder
medizinischer Sicht so versorgt, etwa mit einem zentralen Venenkatheter, dass
es in der Nähe der Station bleiben musste.

Über die Tatsache, dass Eltern und Kinder von den Kinderkrankenschwestern nicht zu mehr Bewegung motiviert werden, lässt sich nur spekulieren.
Vielleicht besteht auf pflegerischer Seite mangelnde Motivation, Mütter, Väter
und Kinder zu einem Spaziergang anzuregen. Vielleicht handelt es sich aber
auch um eine Vermeidungsstrategie, sich in das „Privatleben" der Eltern einmi-
schen zu wollen, ihnen vorschreiben zu wollen, was sie in ihrer Freizeit zu tun

---

[48] Chirurgische Entfernung des Blindarms.
[49] Anfänglich war der Junge mit Verdacht auf Sinusitis stationär aufgenommen worden.
Später wurde eine juvenile Form von Rheuma diagnostiziert.

und zu lassen haben. Diese Vorsicht ist umso größer, wenn Kinder und Eltern privat krankenversichert sind.[50]

Von Seiten der Eltern lässt sich die Untätigkeit schon eher mit dem Gefühl der Unsicherheit gegenüber den Regeln der Station erklären. Beobachtungen, welche die Unsicherheit der Eltern beschreiben, standen zwar nicht im Zusammenhang mit der Problematik von Spiel, Bewegung und Tagesstrukturierung. Vielmehr drückten sie eine allgemeine Unsicherheit gegenüber dem Krankenhaus und seinem Personal aus. Dies ließe sich mit der Rollenerwartung der „resignativ-passiven Haltung von Patienten" [und Angehörigen] erklären (Siegrist J. 1995, S. 355). In der ersten Beobachtung fällt auf, dass die Mutter gleich beim Betreten des Zimmers der Kinderkrankenschwester ihr Telefonat beenden möchte:

> „...Sie wendet sich an die Mutter und sagt: „Sie können ruhig weiter telefonieren!"" (Beobachtung A, Z. 135)

> „...Kind lacht laut auf, Mutter ermahnt es zur Ruhe..." (Beobachtung A, Z. 52)

> „...Außerdem möge es nicht, dass es immer leise sein müsste und dazu von der Mutter immer angehalten wird." (Interview mit der Mutter aus Beobachtung B, Z. 162)

Unsicherheit gegenüber Regeln der Station äußert der Junge aus der Beobachtung C bezüglich des Spielzimmers, über die an anderer Stelle schon berichtet wurde. Die Mutter aus Beobachtung F meint auch, dass das Pflegepersonal nicht über das Alter anderer stationär aufgenommener Kinder sprechen darf. Auch hierüber wurde schon berichtet.

In der Regel haben Angehörige und Patienten einen großen Respekt vor Pflegenden. Dies liegt an der Rolle, die Krankenschwestern und Pfleger vor noch gar nicht so langer Zeit im hierarchischen Gefüge eines Krankenhauses eingenommen haben. So geht man sich lieber aus den Weg, stellt keine unbequemen Fragen und wartet auf den Tag der Entlassung:

> „...dass T. heute besonders gut gefallen hat, dass die zuständige Kinderkrankenschwester bei den Ärzten ein „gutes Wort" für ihn einlegen wird, damit er morgen schon nach Hause kann, statt erst in zwei Tagen." (Interview mit der Mutter aus Beobachtung C, Z. 193)

> „...Der Junge liegt mit einer Jeans im Bett. Er sagt etwas zu seiner Mutter. Die Mutter erwidert: „Na ja, die letzten beiden Tage kriegen wir auch noch rum." (17jähriger Zimmernachbar des Jungen aus Beobachtung E, Z. 67)

---

[50] Aus der persönlichen Erfahrung des Autors machen Pflegekräfte um Angehörige privat versicherter Kinder gerne einen großen Bogen.

### 3.2.2.8. Fazit

Erfahrungen aus der Kinderkrankenpflege zeigen, dass das subjektive Krankheitsempfinden von Kindern weniger ausgeprägt ist, als das von Erwachsenen. Auch nach durchlebter Krankheit fühlen sich Kinder subjektiv schneller gesund als Erwachsene. Sie wollen schnell wieder zu ihrem gewohnten Tagesgeschehen übergehen (vom Autor). In der Regel sind kindliche Aktivitäten durch viel Bewegung geprägt. Durch die engen Grenzen der Kinderstationen wird ihnen die Möglichkeit der Bewegung genommen (Vgl. Holoch et al. 1999, S. 1037). Alle hier beobachteten Kinder, die sich gesund fühlten, brachten Unzufriedenheit über den Bewegungsmangel zum Ausdruck. Durch fehlende Kommunikation zwischen Pflegekräften und Ärzten auf der einen Seite sowie Eltern und Kindern auf der anderen fristen die Kinder ein bewegungsarmes und langweiliges Dasein auf der Kinderstation. Hier wirkt das Krankenhaus kontraproduktiv auf die Bewegungsförderung bei Kindern ein und unterstützt dadurch die aktuelle Tendenz, sich wenig zu bewegen.

In den Lehrbüchern für Kinderkrankenpflege wird darauf hingewiesen, dass sich auch kranke Kinder bewegen müssen und dass ihnen bei Mobilitätseinschränkungen Ausgleichsangebote gemacht werden müssen (Vgl. Hoehl et al. 2002, S. 359). Konkreter sind die Ausführungen im Lehrbuch für Kinderkrankenpflege von Holoch, wo beschrieben wird, wie und wo sich kranke Kinder bewegen können. Hierzu zählen der Stationsflur (Fahren mit dem Bobbycar) und der Bewegungsraum der KrankengymnastInnen. Sind Kinder dazu in der Lage, sollen sie sich im Freien bewegen, wenn auch im Rahmen der bei ihrer Erkrankung zulässigen Bewegungen und Aktivitäten. Ist ein Kind nicht dazu in der Lage, Bett und Station zu verlassen, schlägt Holoch Bewegungsspiele nach der Musik von Deltev Jöcker vor (Vgl. Hoehl et al. 2002, S. 1038).

Bei Lüders wird die Bewegung entweder als physiologisches Entwicklungsmerkmal beschrieben (Vgl. Lüders et al. 1990, S. 329) oder als therapeutische Intervention aufgearbeitet (Vgl. Lüders et al. 1990, S. 434). Für die Entwicklung eines Kindes ist es aber kontraproduktiv, den Zyklus von Leben und Wachstum durch Bewegungsmangel zu unterbrechen (Vgl. Plank 1971, S. 12). Somit sollte Rücksicht darauf genommen werden, den Tagesablauf des Kindes soweit wie möglich nach seinen Wünschen und Bedürfnissen zu gestalten, wobei ein ausreichendes Maß an Bewegung mit eingeplant werden sollte.

Das verantwortliche Personal des Krankenhauses, Kinderkrankenschwestern, -pfleger und Ärzte sollten darauf achten, dass die Kinder innerhalb ihres Tagesablaufs so viel Bewegung erleben, wie sie ihrem Allgemeinzustand entsprechend vertragen und ihnen gut tut. Bewegung unterstützt den Genesungs-prozess, ist Appetit anregend und fördert einen gesunden Schlaf.

### 3.2.2.9. Lernen

Die Krankenhausschule wird nur von einem Jungen erwähnt. Dies liegt daran, dass drei der sechs Kinder erst sechs Jahre alt waren und das Thema Lernen in der Schule offenbar noch keine wesentliche Bedeutung für die Kinder hatte. Zwei Jungen erwähnen die Krankenhauslehrer eher nebenbei. Ein zehnjähriger Junge drückt seine Sorge über die verpassten Unterrichtsstunden in seiner Schule aus:

> „…unterhält sich der Beobachter während fünf Minuten mit dem Jungen. Dabei drückt der Junge an erster Stelle seine Sorge über die verpassten Tage in der Schule aus. Er sagt, dass er ein guter Schüler sei, und dass er einmal Kranken-pfleger werden möchte." (Beobachtung E, Z. 50)

Ob er mit dem Krankenhausunterricht unzufrieden war und daher dieser Sorge Ausdruck verlieh, lässt sich aus den Unterlagen des Beobachters nicht nachwei-sen.

### 3.2.2.10. Fazit

Eine abschließende Beurteilung über die Qualität des Krankenhausunterrichtes lässt sich aus den Beobachtungen nicht ableiten. Die Population der beobachte-ten Kinder ist dafür zu klein gewesen. Außerdem standen drei der sechs Kinder erst am Beginn ihrer schulischen Karriere.

## 3.2.3. Lebensaktivität „Schlafen"

### 3.2.3.1. Die Unterbringung von Kindern mit Eltern

Sind Kinder gemeinsam mit ihren Eltern auf der Station untergebracht, sind die beiden Betten immer direkt nebeneinander gestellt:

> „…Kind und Mutter haben jeweils ein Erwachsenenbett, die einem Ehebett ähn-lich, zusammen geschoben sind…" (Beschreibung des Umfeldes in Beobachtung A, Z. 12)

> „…Die Betten von Mutter und Kind sind nebeneinander geschoben…" (Beschrei-bung des Umfeldes in Beobachtung B, Z. 10)

> „…das Bett des Jungen ist mit dem der Mutter zusammen geschoben […], auf der gegenüberliegenden Seite sind die Betten ebenfalls zusammen geschoben; dort schläft ein etwa einjähriges Kleinkind; seine Mutter liest…" (Beschreibung des Umfeldes in Beobachtung D, Z. 19)

„…Kind und Mutter haben jeweils ein Erwachsenenbett, die einem Ehebett ähnlich, zusammen geschoben sind…" (Beschreibung des Umfeldes in Beobachtung F, Z. 15)

Es ist auf der beobachteten Kinderstation Brauch, die Betten von Kind und Elternteil - soweit gewünscht – direkt nebeneinander zu schieben. Die so zusammengestellten Betten lassen eine enge körperliche Nähe von Eltern und Kind zu. Diese Nähe wird von einem Kind zum Ausdruck gebracht:

„…Kind sagt, das Fernsehen mache ihr am meisten Spaß. Außerdem das hochgeklappte Bett und das Kuscheln mit der Mutter. Das sei sehr gemütlich." (Interview mit dem Kind aus Beobachtung F, Z. 184)

Bei den anderen Kindern lässt sich aus der Beobachtung ableiten, dass auch sie die unmittelbare Nähe zur Mutter gern haben, da sie gemeinsam auf dem Bett sitzen:

„…Kind und Mutter sitzen jeweils auf ihren Betten…" (Beschreibung des Umfeldes in Beobachtung A, Z. 16)

„…das Bett des Jungen ist mit dem der Mutter zusammen geschoben…" (Z. 18); „…Vater und Schwester sind gerade da und sitzen auf den Betten von Mutter und Sohn und spielen Mensch-ärgere-dich-nicht (Beschreibung des Umfeldes in Beobachtung D, Z. 30)

„…Kind und Mutter sitzen jeweils auf ihren Betten…" (Beschreibung des Umfeldes in Beobachtung F, Z. 19)

Die zusammen geschobenen Betten dienen während des Tages als Aufenthaltsort der Familie. Während der Nacht sind sie Schlafplatz für Mutter und Kind.[51] In einem Lehrbuch für Kinderkrankenpflege wird diese Form von Schlafstätte als etwas aus einem anderen Kulturkreis dargestellt (Vgl. Hoehl et al. 2002, S. 377). Die Lehrbücher von Lüders, Hockenberry und Holoch gehen auf diese Art Schlafstätte nicht näher ein.

### 3.2.3.2. Fazit

Alle Kinder, die mit einem Elternteil stationär aufgenommen wurden, bekamen Betten, die gleich hoch waren und direkt nebeneinander standen. Dieser auf der Station übliche Brauch wurde von allen beobachteten Kindern und Eltern gern angenommen. So konnten die Kinder die Nacht in unmittelbarer Nähe zu ihrem Elternteil verbringen. Dies scheint sowohl für die emotionale Bindung als auch für die Schlafqualität von großem Nutzen.

---

[51] In den vier Beobachtungssituationen, in denen ein Elternteil mit aufgenommen war, war es die Mutter.

### 3.2.3.3. Mitaufnahme von Eltern

Eine Mutter bemängelt, dass ihr die Übernachtungsmöglichkeit nicht gleich angeboten wurde:

> „…Bei der Aufnahme wurde ihr nicht die Möglichkeit angeboten, bei ihrem Sohn zu übernachten." (Gespräch mit Mutter aus Beobachtung D, Z. 107)

Dieses Angebot sollte aber in Kinderkrankenhäusern zum Standard gehören. Da das Kind aus Beobachtung D bereits neun Jahre alt war, kann spekuliert werden, dass sich sein Alter einschränkend ausgewirkt haben könnte (Vgl. Hoehl et al. 2002, S. 105). Ein ähnlicher Eindruck war vielleicht deshalb von den anderen Eltern nicht thematisiert worden, da drei Kinder mit sechs Jahren noch recht jung waren. Bei den anderen beiden Kindern kam eine Mitaufnahme der Eltern aus beruflichen Gründen nicht in Frage.

Warum den Eltern von Kind D nicht das Angebot der Mitaufnahme gemacht wurde, kann nicht dargestellt werden. Da der Junge bereits neun Jahre alt war, ist zu vermuten, dass die aufnehmende Kinderkrankenschwester der Ansicht war, der Junge sei alt genug, allein im Krankenhaus zu bleiben und deshalb den Eltern das Angebot zur Mitaufnahme nicht unterbreitet hat.[52] Im Lehrbuch für Kinderkrankenpflege von Hoehl wird auf mehreren Seiten (Vgl. Hoehl et al. 2002, S. 109-114) zur Begleitung von Kindern durch ihre Eltern ausführlich Stellung genommen. Diese Unterbringungsart wird ohne Angaben einer Altersbeschränkung ausdrücklich befürwortet und der für das Kind gewinnbringende Stellenwert verdeutlicht. Nutzen und Berechtigung werden durch die UN-Kinderkonvention[53] und die EACH-Charta untermauert. Letztere gesteht „Kindern" dieses Recht zu, also auch Patienten bis zum 18. Lebensjahr.[54]

### 3.2.3.4. Fazit

Lediglich eine von sechs Müttern äußerte Unzufriedenheit über ihre Mitaufnahme. Über Gründe für das ausbleibende Angebot seitens des Pflegepersonals gemeinsam mit ihrem Sohn aufgenommen zu werden, kann nur spekuliert werden. Grundsätzlich sollte allen Eltern die Mitaufnahme nicht nur ermöglicht, sondern auch angeboten werden. Sind Eltern professionell in die Pflege ihrer Kran-

---

[52] Der Chefarzt der Kinderklinik erklärte dem Autor in einem nachfolgenden Gespräch, dass aus Platzgründen nicht immer allen Eltern das Angebot zur Mitaufnahme unterbreitet wird.
[53] „Übereinkommen über die Rechte des Kindes", ratifiziert am 5. April 1992 und dadurch in Deutschland in Kraft getreten
[54] In der Regel werden Jugendliche bis zum vollendeten 17. Lebensjahr pädiatrisch begleitet (Schulte et al1993, S. 7).

ken Kinder integriert, wird das Trauma der Trennung vermieden und der Eltern-Kind-Kontakt aufrechterhalten. Die Kinder genießen Stabilität und Sicherheit, und die Eltern können durch direkte Krankenbeobachtung und Einschätzung ihrer Kinder einen wertvollen Beitrag zur Pflege leisten. Werden Kinder von ihren Eltern begleitet, verringert sich ihre Verweildauer gegenüber den Kindern, die unbegleitet bleiben (Vgl. Biermann 1978, S. 212).

### 3.2.3.5. Schlafqualität

Schlaf ist neben Atmen und Nahrungsaufnahme eine Lebensaktivität des Menschen und ein „wesentlicher Faktor im gesamten biologischen Rhythmus eines jeden Lebewesens" (Vgl. Hoehl et al. 2002, S. 370). Aus der eigenen Erfahrung weiß ein jeder Mensch, wie erholsam und regenerativ der Schlaf während oder nach überstandener Krankheit ist. Gerade daher ist ein ungestörter Schlaf auch im Krankenhaus vonnöten.

Nicht immer können Kinder und deren Angehörige im Krankenhaus gut schlafen:

> Junge: „Manchmal habe ich Angst vor der Nacht. Ich bin auch traurig, wenn meine Eltern gehen [...] Beobachter: „Kannst Du denn gut schlafen, wenn Du keine Angst hast?" – Junge: „Nicht immer." [...] „Schade ist nur, dass ich hier nicht ausschlafen kann. Um sieben kommen die Schwestern und wecken mich. Aber zuhause stehe ich um halb sechs auf. Also schlaf ich hier ein bisschen länger. (Beobachtung C, Z. 54)

Beim Beobachter entstand der Eindruck, dass die Nacht dem Jungen große Probleme bereitete. Schon während des Tages beschäftigte er sich mit der bevorstehenden Nacht. Dabei war er bis zum Tag der Beobachtung mit einem Zimmerkameraden untergebracht. Der Junge zeigte sich im Allgemeinen recht ängstlich, wie es unter der Lebensaktivität „Für eine sichere Umgebung sorgen" geschildert wurde. Schon der Zeichentrickfilm, in dem eine Gewaltszene dargestellt wurde, flößte dem Kind Angst ein. Außerdem hat die operative Entfernung des Blinddarms einen erheblichen Eindruck auf ihn hinterlassen, wie es beim Verbandswechsel deutlich wird.

Obwohl das Kind von zuhause daran gewöhnt war, viel früher aufzustehen, fehlte ihm morgens beim Wecken durch die Kinderkrankenschwestern der Schlaf der Nacht. Zwar kann festgehalten werden, dass der Junge während der Nacht keinen ausreichenden Schlaf bekam. Woran es aber im Einzelnen lag, ist schwer festzustellen, da mehrere Faktoren eine Rolle gespielt haben können. Nicht zuletzt können Schlafstörungen ausgelöst werden, wenn Eltern und Kind zuhause Einschlafrituale pflegen, die von körperlicher Nähe geprägt sind (Vgl. Petermann et al. 2000, S. 209).

An anderer Stelle lassen sich Einflüsse auf die Qualität des Schlafes ausmachen:

> „…Besonders ärgert sie sich über die Mutter, die als Zimmernachbarin des Öfteren störend auftritt. So würde mitten in der Nacht der Fernseher angemacht, der durch sein helles Flackern Mutter und Sohn beim Schlafen störe." (Gespräch mit der Mutter aus Beobachtung D, Z. 109)

> „…Der Junge mochte gar nicht, dass seine Mutter in der Nacht gefroren hatte. Die Fenster seien undicht, und so hat es durchgezogen." (Interview mit Kind aus Beobachtung D, Z. 156)

> „…Du hast es besser, ich hab hier `nen scheiß Wochenende, ich kann hier gar nicht schlafen, das ganze Zimmer ist voll, alles Jungs." (Telefongespräch des Jungen in Beobachtung E, Z. 84)

> „…Die dritte Frage handelt von dem Problem des Jungen, im Krankenhaus nicht schlafen zu können. Er klagt besonders über den Lärm im Zimmer, der ihn nicht schlafen lässt." (Gespräch mit dem Jungen aus Beobachtung E, Z. 136)

In diesen zwei Beobachtungen wurden von einer Mutter und drei Kindern Störungen während der Nacht thematisiert. Ihr Ursprung liegt zum einen in Baumängeln, den undichten Aluminiumfenstern. Zum anderen im Zusammenleben von Patienten und deren Angehörigen und ihren teilweise verschiedenen Auffassungen von Tages- und Nachtrhythmus, wie es die Beobachtung D zeigt. Hier kann wahrscheinlich die Mutter des Kleinkindes, die im Zimmer des beobachteten Jungen untergebracht ist, selbst nicht schlafen und schaltet deshalb den Fernseher ein, um sich die Zeit zu vertreiben und den erwünschten Schlaf zu finden. Dies wird aber für die Zimmernachbarn, die schlafen möchten, zum Ärgernis. Am Ende sind Spannungen aufgebaut, die von der Mutter aus Beobachtung D zum Ausdruck gebracht werden. Ob sie diese Störung gegenüber den Kinderkrankenschwestern zur Sprache brachte, ist nicht beschrieben.

Diese hier beobachteten Störungen während der Nacht sind durch die Kinderkrankenschwestern weder vorhersehbar noch gänzlich zu unterbinden. Wenn es sich auch von selbst verbieten sollte, nachts den Fernseher einzuschalten und damit Zimmernachbarn im Schlaf zu stören, lassen sich sensorische Gegebenheiten in einem voll belegten Zimmer nicht verhindern. Da viele Menschen es gewohnt sind, in einem Zimmer alleine zu schlafen, reichen schon leiseste Geräusche, die durch einen Zimmernachbarn hervorgerufen werden, um ihn zu erwecken.

Um Änderung zu erreichen, ist es notwendig, dass sich Patienten und Angehörige nach einer mehr oder minder schlaflosen Nacht an das Pflegepersonal wenden, damit überlegt wird, ob die äußeren Rahmenbedingungen verändert werden können. Im Falle der Mutter, die während der Nacht den Fernseher angestellt hat, könnte ein Gespräch Konsens herbeiführen. Ist aber die nachbarschaftliche Beziehung zwischen den beiden Müttern schon zu angespannt oder gar zerrüttet, sollten die Kinder in zwei verschiedenen Zimmern untergebracht werden.

Während der Nacht verlorener Schlaf bedeutet Müdigkeit am darauf folgenden Tag. Wenn der Elternteil, welcher das Kind im Krankenhaus begleitet, nicht die Möglichkeit hat sich für eine Zeit zurück zu ziehen, kann er den versäumten Schlaf nicht nachholen. Gleiches gilt für Kinder, die während der Nacht keinen ausreichenden Schlaf bekommen haben. Tagsüber ist Schlaf, der in der Nacht versäumt wurde, nicht nachholbar:

> „…Vater sagt: „Könnt Ihr ja noch einen Mittagsschlaf machen." - Mutter entgegnet: „Wie denn, mit der Keule?"" - beide lachen (Beobachtung A, Z. 77)

> „…aus Rücksicht auf ein schlafendes Kleinkind halten sich Mutter und Tochter [während der Mittagszeit] im Spielzimmer auf." (Beobachtung B, Z. 30)

> „…Im Laufe der Beobachtung macht die Mutter des Mädchens einen recht müden Eindruck. Nur mit Mühe gelingt es ihr das Kind zum Spielen anzuregen, um so beiden die Zeit zu vertreiben." (Eindrücke des Beobachters über die Mutter aus Beobachtung B, Z. 179)

Ein Schlafdefizit führt nach einiger Zeit zu Beeinträchtigungen der körperlichen und geistigen Leistungsfähigkeit (Vgl. Lüders et al. 1990, S. 498). Ein solcher Zustand ist der Genesung eines kranken Kindes abträglich. Unausgeschlafene Eltern, sind für Kinder, wie in Beobachtung B, eher Belastung als Bereicherung.

Lehrbücher für Kinderkrankenpflege und Physiologie gehen teilweise recht ausführlich auf die Bedeutung des Schlafes ein.[55] Einzig im Lehrbuch von Hoehl werden konkretere pflegerische Maßnahmen beschrieben, mit denen für eine optimale Schlafumgebung und –situation gesorgt werden kann.

### 3.2.3.6.Fazit

Fast alle Patienten und Angehörige, die an der Beobachtung teilnahmen, klagten über unzureichenden Schlaf während der Nacht. Der Ursprung von Einflüssen, die den Schlaf stören, liegt zum einen in der ungewohnten Umgebung mit ihren Abweichungen von der häuslich vertrauten als auch im Zusammensein von Menschen mit unterschiedlichen Interessen, Mentalitäten und Gewohnheiten.

Während der Nacht schaut die Pflegekraft, ob Patienten und Angehörige schlafen. Während des Tages erkennt sie, ob sie ausgeschlafen sind oder nicht. Durch Nachfrage können Schlafprobleme herausgefunden und Lösungen gemeinsam oder im Team gesucht werden.

---

[55] Vgl. Hoehl et al. 2002, S. 381ff, Holoch et al. 1999, Hockenberry 2005, S. 86f, Lüders et al. 1990, S. 498, Bartels et al. 1990, S. 281.

Nicht alle Schlaf störenden Ursachen lassen sich beheben, jedoch sollten sie so weit wie möglich eingeschränkt werden (Vgl. Hoehl et al. 2002, S. 383). Gegebenenfalls muss während des Tages für Momente gesorgt werden, in denen Eltern und Kinder ruhen können, um sich zu erholen.

### 3.2.4. Lebensaktivität „Kommunizieren"

#### 3.2.4.1. Kommunikation im Umgang mit Bedürfnissen

Für eine gelungene Behandlung ist im stationären Bereich die Kommunikation von entscheidender Bedeutung. Fehlende Kommunikation führt zu Missverständnissen, baut Ängste und Sorgen beim Kind auf und führt u. U. zu Fehlentscheidungen. Kommunikation hat viele Ebenen, aus denen nur die für die Beobachtung relevanten hervorgehoben werden. Sie werden unterschieden in solche, die dem Wohlbefinden und dem Genesungsprozess förderlich sind und solche, die es nicht sind.

Während der Beobachtungen gab es sehr gelungene Formen der Kommunikation zwischen Pflegepersonal und Kindern:

> „...Pflegekraft fragt das Kind: „Trinkst Du auch immer schön?" - Kind sagt nichts. – Mutter sagt: „Eine Flasche hat sie schon getrunken. Die andere müssen wir bis heute Abend noch schaffen." - Pflegekraft sagt: „Das reicht dann. Immer schön trinken, damit deine Infektion wieder verschwindet und Du ganz schnell nach Hause kannst!" [...] ...Pflegekraft sagt: „Ja, jeden Tag bekommst du einen neuen." - Lacht. - Kind lacht auch. - Kinderkrankenschwester sagt: „Das ist ein schönes Bild, das du malst. Wenn du möchtest, dann kannst du für uns auch ein Bild malen. Das hängen wir dann auf. Hier hängen schon viele Bilder von den Kindern."" (Beobachtung A, Z. 112)

> „...Beobachter fragt das Kind: „Was hat die Kinderkrankenschwester da gerade gemacht?" – Mädchen antwortet: „Sie hat die Medikamente an meine Nadel gemacht. Die läuft da jetzt rein." – Beobachter fragt: „Hast Du denn da eine Nadel in Deinem Arm?" – „Nein", sagt das Mädchen, „das ist nur ein kleiner Schlauch." – Beobachter fragt: „Hat Dir das jemand gesagt?" – Kind antwortet: „Ja, das hat der Arzt gesagt." (Beobachtung F, Z. 137)

Die Kommunikation ist gut gelungen, weil Kinder zum einen über ihre Krankheit aufgeklärt und zum andern aktiv in den Pflegeprozess eingebunden werden. Das eine Mal wird ein Mädchen zum Trinken angehalten und ihm das Gefühl gegeben, seinen Genesungsprozess aktiv beeinflussen zu können. Das andere Mal wird die Akzeptanz gegenüber der intravenösen Medikation gefördert. Dies geschah bereits vor der Beobachtung, da das Kind die Fragen des Beobachters beantworten kann.

Auch zwischen einer Mutter und der Kinderkrankenschwester lässt gelungene Kommunikation darauf schließen, dass die Zusammenarbeit gut funktioniert:

„…Mutter sagt: „Wir hätten da mal eine Frage. Und zwar kommen gleich die Freundinnen von L., und ob es möglich wäre, die Medikation etwas früher zu geben." – Die Kinderkrankenschwester fragt: „Wie viel früher denn?" – Mutter antwortet: „Na, vielleicht jetzt gleich?" – Kinderkrankenschwester sagt: „Die Kollegin zieht gerade die Medikationen auf. So zehn Minuten dauert es noch." – Mutter: „Oh, das ist schön. Danke." (Beobachtung F, Z. 116)

Hier wird die Bitte erfüllt, die Antibiose früher zu verabreichen. Dadurch muss der Besuch nicht auf die Antibiotikagabe[56] warten und kann gleich die Station verlassen. Die Initiative der Mutter, die Kinderkrankenschwester zu fragen, zahlt sich aus. Hätte sie nicht gefragt, wäre die Enttäuschung wahrscheinlich groß gewesen, dass das Mädchen mit seinem Besuch die Station nicht hätte verlassen können.

In ähnlich angenehmer Weise gestaltet sich die Bitte des Kindes aus Beobachtung C, zwei Tage früher als geplant nach Hause entlassen zu werden:

Mutter antwortet spontan, dass T. heute besonders gut gefallen hat, dass die zuständige Kinderkrankenschwester bei den Ärzten ein „gutes Wort" für ihn einlegen wird, damit er morgen schon nach Hause kann, statt erst in zwei Tagen. (Interview mit der Mutter aus Beobachtung C, Z. 193)

Wie der Beobachter im Anschluss erfuhr, ist der Junge tatsächlich zwei Tage früher als geplant entlassen worden. Auch hier ist das Pflegepersonal nicht einem starren Schema gefolgt, nachdem Kinder nach einer bestimmten Operation auch ein vordefiniertes Maß an Zeit stationär verweilen müssen. Nicht nur, dass die Familie verbal um eine frühere Entlassung gebeten hatte. Das Pflegepersonal hat auch auf der nonverbalen Ebene, durch gezielte Krankenbeobachtung, überprüft, ob der Junge schon entlassungsfähig ist. Als dies der Fall war, haben sie das „gute Wort" für den Jungen beim Ärzteteam eingelegt.

An anderer Stelle verunglückt die Kommunikation zwischen Kinderkrankenschwester und einem Jungen:

„…Nach weiteren 10 Minuten kommt die Kinderkrankenschwester in das Zimmer und fragt den Jungen: „Was möchtest Du denn essen?" – Er sagt: „Weiß nicht." – darauf die Pflegekraft: „Was darfst Du denn essen?" – Junge zuckt mit den Achseln – Pflegekraft: „Dann fragen wir mal anders herum, warum bist Du denn überhaupt hier?" – wieder zuckt der Junge mit den Achseln – Pflegekraft: „Ach so, wegen hier…", zeigt dabei mit beiden Händen rechts und links neben ihre Nase, „Na, sagt sie, dann darfst du alles essen."" (Beobachtung D, Z. 49)

Diese Situation offenbart, dass die Kinderkrankenschwester kurzzeitig dem Kind kein Krankheitsbild zuordnen konnte. Auch wenn die beteiligte Familie über das Geschehene einfach hinwegging, und ihr recht bald wieder einfällt, warum der Junge auf der Station ist, hat die Pflegekraft unprofessionell reagiert und kein gutes Bild ihrer Profession vermittelt. Jede Kinderkrankenschwester sollte aus der Übergabe wissen, welches Kind sie versorgt, und weshalb es stationär auf-

---

[56] Normalerweise sind bei einer Antibiotikatherapie genaue Zeiten der Gabe einzuhalten.

genommen ist. In einem Notfall könnte eine solche Wissenslücke fatale Konsequenzen nach sich ziehen.

Andere Momente spiegeln fehlende Kommunikation zwischen Pflegekräften, Ärzten und Kindern wider:

> „Mutter meint, dass dem Kind der Zugang im Arm manchmal weh tut. Man hätte ihn besser am linken Arm machen sollen, damit das Kind - es ist Rechtshänder - mit der rechten Hand nicht zu eingeschränkt sei." (Interview mit der Mutter aus der Beobachtung A, Z. 152)

> „...Kind I haut mit der rechten Faust auf den Tisch. (Intravenöser Zugang liegt in der rechten Hand) - Kind I zeigt bei dieser Handlung keinen Schmerz." (Beobachtung B, Z. 66)

Diese Situation wurde während der sechs Beobachtungen viermal registriert (A und B und zwei Kinder, die nicht in einer Beobachtungssituation standen). Durch gezielte Nachfrage fand der Beobachter heraus, dass diese fünf genannten Kinder durch einen intravenösen Zugang in Hand bzw. Arm behindert wurden. Der Zugang war jeweils so angebracht, das die stärkere Hand behindert wurde, also beim Rechtshänder die rechte Hand und umgekehrt. In keinem dieser vier Fälle hatte der Arzt das Kind gefragt, ob es Rechts- oder Linkshänder sei, damit es später auch noch diese Hand einsetzen könnte (Vgl. Holoch et al. 1999, S. 870).

Optimale Kommunikation zwischen Kind und Arzt hätte stattgefunden, wenn der Arzt sich hiernach erkundigt hätte, um das Kind nicht noch zusätzlich in seiner Bewegung einzuschränken. Wenn dem Arzt diese Problematik nicht bewusst gewesen wäre, hätte die Kinderkrankenschwester ihn beim Legen der Infusion darauf aufmerksam machen müssen. Eine möglichst geringe Bewegungseinschränkung ist sehr wichtig, damit Kinder mit laufender Infusion soweit wie möglich am Tagesgeschehen teilnehmen können. (Vgl. Hoehl et al. 2002, S. 832, Hockenberry 2005, S. 225).

Auch an anderer Stelle wurde ein Kommunikationsdefizit ausgemacht:

> „...In der zweiten Frage geht der Beobachter auf die Schmerzen des Jungen ein. Er fragt, ob man dem Jungen erklärt hätte, dass man mit den Händen einen Gegendruck auf die Operationswunde ausüben könnte, sodass beim Husten oder Lachen die Schmerzen nicht so groß seien. – Der Junge sagt, dass er das noch nicht gewusst hätte." (Beobachtung E, Z. 131)

Aufklärung dieser Art findet in der Regel sowohl vor als auch nach einer Operation statt. Handelt es sich um eine notfallmäßige Operation, wovon man bei einer Appendektomie ausgehen kann, müssen Hilfestellungen, wie die des Gegendruckes dann gemacht werden, wenn das Kind wieder aufnahmefähig ist.

Der Frage, weshalb der Junge über die Hilfsmaßnahme nicht informiert wurde, ist nicht weiter nachgegangen worden. Festzustellen ist jedoch, dass die hier ausgebliebene Kommunikation zwischen ihm und dem Pflegepersonal zu seinem Nachteil ist.

Auch Kommunikation in Form von Zuwendung ist im Krankenhaus wichtig. Ob Kinder, die nicht in Begleitung von Angehörigen waren, ausreichend Zuwendung erhielten, kann nicht mit Sicherheit festgehalten werden. Allerdings hatte gerade der Junge, der sich nachts am meisten fürchtete, unter den Abschieden von der Mutter litt und auch alleine stationär aufgenommen war, unzureichend Kontakt zum Pflegepersonal:

> „...Beobachter: „Erzähl mir doch, wie dein Tagesablauf aussieht!" - Junge: „Um 7:20 Uhr ist meine Mutter da; um acht Uhr ist meine Mutter gegangen. Dann habe ich Fern gesehen und ein bisschen gelesen. Mittags war meine Mutter wieder da. Da war die Tür schon kaputt gegangen. Dann kamen Sie." - Beobachter: „Wie oft haben dich die Schwestern besucht?" - Junge: "Drei bis viermal."" (Beobachtung C, Z. 97)

Kommunikation bedeutet nicht nur das Aussenden von Botschaften sondern auch deren Empfang und die damit verbundene Empfangsbereitschaft. Dies setzt eine empathische Empfangsweise voraus, welche die subjektive Erlebnisweise des anderen erspürt und nachvollzieht (Vgl. Schulz von Thun 2003, S. 220). Dies ist gerade bei Kindern wichtig, die oft als „stumme" Patienten bezeichnet werden, weil sie keine oder nur ungenaue Beschwerden - eingeschlossen Ängste, Sorgen und seelische Verstimmungen - angeben können (Vgl. Schulte et al. 1993, S. 2, Hoehl et al. 2002, S. VI).

Da der Junge bereits an den Tagen zuvor deutlich zum Ausdruck gebracht hat, dass er seine Mutter vermisst, sind drei bis vier Kontakte mit der Kinderkrankenschwester zu wenig. Im Idealfall wäre der Junge durch einen strukturierten Tagesablauf, die Beteiligung an Aktivitäten im Spielzimmer oder das Spielen mit anderen Kindern besser in den Stationsalltag eingebunden worden.

An einer anderen Stelle wird ein Kind in einem Aufklärungsgespräch nicht mit einbezogen. Es soll zwei Tage später für eine Magnetresonanztherapie sediert werden. Zu keinem Zeitpunkt hat der Anästhesist den Eltern oder dem Kind angeboten, gemeinsam mit ihm über die Untersuchung zu sprechen.

> „...Der Besuch des Chirurgen hat beim Mädchen keinerlei Eindruck hinterlassen. Nicht einmal die grüne Bereichskleidung des Arztes hat beim Kind Aufmerksamkeit hervorgerufen. Es werden vom Kind keine Fragen gestellt. Während des Aufklärungsgespräches schaut das Kind mit angestrengtem Blick Fernsehen. In das Aufklärungsgespräch wird es nicht mit einbezogen." (Eindrücke des Beobachters über die Beobachtung F, Z. 229)

Obschon das Kind erst sechs Jahre alt ist, hätte es durchaus Informationen über die Untersuchung bekommen können.

> „...Er [der Anästhesist] sagt: „Im Krankenhaus gibt es mehrere Gärten, wovon die Anästhesie ein Garten ist. Sie haben nun den Anästhesiegarten betreten, und darüber müssen Sie sich klar sein. Wenn Sie andere Fragen beantwortet haben wollen, müssen Sie zurück in den anderen Garten." [...] „So, gibt es noch irgendeinen Busch, hinter den wir schauen müssen oder ein Feld, das wir noch umgraben müssen?" – Eltern erklären sich einverstanden und unterschreiben den Einverständnisbogen. " (Beobachtung F, Z. 70)

Dieser kleine Ausschnitt aus dem Gespräch des Anästhesisten mit den Eltern des Mädchens zeigt, dass der Arzt eine sehr bildhafte Sprache zu benutzen versteht, um den Eltern Abläufe, Risiken etc. zu erklären. Dies ist eine gute Voraussetzung für ein kindgerechtes Aufklärungsgespräch. Warum aber mit dem Mädchen über die bevorstehende Untersuchung nicht gesprochen wurde, ist aus der Beobachtung nicht hervorgegangen. Es ist anzunehmen, dass die Eltern das Mädchen nicht mit einer bevorstehenden Untersuchung konfrontieren wollten, über deren Durchführung sie sich selber noch nicht sicher waren:

> „...Auf die Aussage des Anästhesisten, „Ich kenne viele Kinder bei denen die Mastoiditis auch ohne MRT wieder abgeheilt ist.", beginnen die Eltern über die Untersuchung zu zweifeln." (Eindrücke des Beobachters über die Beobachtung F, 204)

Grundsätzlich gilt in Übereinstimmung mit der EACH-Charta, dass Kinder altersgerechte Informationen bekommen sollen.

Kinderkrankenpflege ist neben der Erwachsenen- und Altenpflege eine spezielle Fachrichtung von hoher Bedeutung, weil sie auf die speziellen Bedürfnisse eines Kindes eingeht, seine Sorgen erkennt und durch eine gründliche Krankenbeobachtung Probleme erfasst, die ein Kind zu äußern nicht vermag (Vgl. Hockenberry 2005, Vorwort, Hoehl et al. 2002, S. VI, Holoch et al. 1999, S. IX, Lüders et al. 1990, S. VIII). Sie verliert aber ihre Daseinsberechtigung, wenn Kinder nicht das ausreichende Maß an Zuwendung erhalten, ihnen Informationen vorenthalten werden und sie mit ihren Problemen auf sich alleine gestellt bleiben.

### 3.2.4.2. Fazit

Kommunikation zwischen Patienten, Angehörigen und den verschiedenen Professionen ist im Krankenhaus von größter Bedeutung. Dort, wo nicht genügend oder falsch miteinander kommuniziert wird, können Nachteile für den Patienten und/oder seine Angehörigen entstehen. Diese Nachteile können von herabgesetzter Lebensqualität bis hin zu gravierenden Pflegefehlern reichen.

Um adäquat miteinander kommunizieren zu können, benötigen Kinderkrankenschwestern und Ärzte berufsspezifische Kenntnisse und Vorwissen über Geschichte und Krankheitsverlauf eines Patienten. Der Austausch muss in regelmäßigen Abständen und gründlich stattfinden und ist verschieden je nach Umständen, Ausdrucksfähigkeit und Mentalität eines Kindes.

Auf der Station wurden durch die Beobachtung gute und weniger gute Momente von gelungener Kommunikation erfasst. Gute Momente werden auf einer Kinderstation mit entsprechend ausgebildetem Pflegepersonal als selbstverständlich vorausgesetzt. Weniger gute fallen dagegen auf und sind sowohl für das Kind, die Familie und die Station von Nachteil. Diese nachteiligen Momente sollten so weit wie möglich minimiert werden.

## 3.3. Zusammenfassende Beurteilung der Beobachtungen

### 3.3.1. Erfassen von Empfindungen

In allen durchgeführten Beobachtung werden Empfindungen bei den Kindern vom Beobachter erfasst. Zum Teil sind sie auch von den Pflegekräften erkannt worden. Folgerichtig blieben Empfindungen von Kindern, die ohne Eltern aufgenommen waren, bei Abwesenheit der Kinderkrankenschwester unerkannt. Hier wäre es sinnvoll, wenn Kinderkrankenschwestern, eine nach Benner und Wrubel engere Beziehung zu den Kindern aufbauen würden, damit zumindest ein Teil der Empfindungen, zeitnah erkannt und auf das Bedürfnis eingegangen wird.

Aber auch dort, wo Eltern anwesend waren, wurden die Empfindungen von den Kinderkrankenschwestern nicht immer erfasst bzw. wurde auf das dahinter liegende Bedürfnis nicht eingegangen: Kinder langweilten sich erkennbar und hatten trotz Anwesenheit anderer Kinder auf der Station keine Spielkameraden.

In einigen Situationen wurden wieder selbst subtile Empfindungsäußerungen wahrgenommen, etwa dort, wo bei einem Verbandswechsel ein Kind still wurde oder sich sein Gesichtsausdruck veränderte. Durch Ansprache des Kindes durch die Kinderkrankenschwester auf diese Reaktion wusste der Beobachter, dass sie die Empfindung erkannt hatte.

Grundsätzlich ist anzumerken, dass Kinderkrankenschwestern kindliche Empfindungen erkennen können. Daher sind sie grundsätzlich die geeigneten Beobachterinnen im Hinblick auf kindliche Empfindungen. Warum aber einige subtile Empfindungen erkannt und andere eher offensichtliche nicht erkannt wurden, lässt sich abschließend nicht klären.

### 3.3.2. Umgang mit kindlichen Bedürfnissen

In vielen Fällen reagierten Kinderkrankenschwestern auf ein Bedürfnis adäquat. Wenn Kinder Angst zeigten, also das Bedürfnis nach Sicherheit im Vordergrund stand, versuchten die Kinderkrankenschwestern durch intensivere Kommunikation, die Angst aufzufangen und dem Kind das Gefühl von Sicherheit zu vermitteln. In den beobachteten Fällen gelang dies in der Regel.

Warum aber in Situationen von manifestierter Angst, etwa bei dem Jungen aus Beobachtung C, der Angst vor dem Alleinsein hatte, oder dem Mädchen aus Beobachtung F, das darum bat, das Pflaster langsam abzuziehen, nicht eingegangen wurde, blieb dem Beobachter unklar.

Aufgrund der Offensichtlichkeit einiger Bedürfnisse, muss abschließend zusammengefasst werden, dass der Umgang mit kindlichen Bedürfnissen nicht immer zufrieden stellend ist.

Sicherlich wären Schulungen zu den Themenkomplexen „Empfindungen" und „Bedürfnisse" hilfreich, um zukünftig noch besser mit beiden umgehen zu können.

Aufgrund dieser Ergebnisse stellt der Autor folgende These auf:
Grundsätzlich können Kinderkrankenschwestern selbst subtile kindliche Empfindungen erkennen und mit den damit verbundenen Bedürfnissen adäquat und zeitnah umgehen, lassen in diesem professionellen Handeln aber nicht immer die nötige Konsequenz erkennen.

# 4. Empfehlungen

Immer mehr Krankenhäuser führen Zufriedenheitsabfragen in Form von Fragebögen oder Interviews ein. Diese Formen führen nicht immer zum gewünschten Ergebnis, da sich PatientInnen oft zufriedener äußern als sie Pflege und Behandlung erlebt haben.

Daher ist es wichtig ein geeignetes Instrument zu finden, mit dem angenehme oder unangenehme Empfindungen, erfasst und dokumentiert werden können.
Hierfür sind drei Teilaspekte zu berücksichtigen:

- Kinderkrankenschwestern erkennen selbst subtile Empfindungen, die von Kindern geäußert werden.
- Empfindungen werden erkannt, erfasst und dokumentiert.
- Die Implementierung von Pflegetheorie und Dokumentation in den Pflegealltag.

Maßnahmen zur Erreichung der Ziele:
1. Schulung von Pflegekräften mithilfe einer Pflegetheorie, welche zu einer intensiven Beziehung zwischen Pflegekraft und PatientInnen anleitet, um auch subtile Empfindungen erkennen zu können. Bestandteile dieser Schulungen könnten sein:
   - Auswahl und Einführung einer Pflegetheorie, die sich mit Empfindungen von PatientInnen auseinandersetzt

- Grundlagen von pädagogischen, entwicklungspsychologischen und Kommunikationsstrategien
- Schulung im Themenkomplex Empfindungen und Bedürfnisse in den verschiedenen Phasen des Kindesalters
- Schulung zu Aspekten von Beobachtungen von Kindern
- Sammlung und Kategorisierung von beobachteten Empfindungen um die Problematik in Teambesprechungen oder Qualitätszirkeln weiter zu vertiefen
- Regelmäßige Teamsitzungen oder Fallbesprechungen, in denen erfasste Empfindungen und damit verbundene Bedürfnisse besprochen werden um adäquate Lösungsansätze zu finden

2. Implementierung der theoretischen Grundlagen in den Pflegealltag unter Berücksichtigung von Erfassung und Dokumentation von erkannten Empfindungen und der adäquaten Problemlösung. Hier könnte hilfreich sein:

- Einführung und Pflege besonderer Rituale zwischen Kinderkrankenschwestern und Kind, welche besondere Umstände beim Kind berücksichtigen, beispielsweise besonders ängstlich, ohne Elternteil aufgenommen oder bewegungsunlustig
- Berücksichtigung eines ausreichenden Zeitrahmens, in welchem die Kinderkrankenschwester – auch bei anwesenden Eltern – die Möglichkeit hat, sich ein Bild vom Kind und seinen Bedürfnissen zu machen

Beobachtungen, speziell in Form von Krankenbeobachtungen, werden auf Kinderstationen bereits angewandt. Pflegekräfte und Ärzte verschaffen sich mit ihrer Hilfe einen Eindruck vom Gesundheitszustand eines Kindes. Sinnvoll wäre die gezielte Erweiterung der Beobachtungen auf die kindlichen Bedürfnisse, um angenehme wie unangenehme Empfindungen zu erkennen, damit sich der stationäre Aufenthalt so angenehm wie möglich gestaltet.

## 5. Schlussbemerkungen und Ausblick

Kinderkliniken sollten - genau wie in der Arbeit mit erwachsenen Patienten – die Qualitätssicherung ausbauen. Aus den oben genannten Gründen rät der Autor jedoch von einem schwerfälligen und nicht zeitnahen Abfragesystem von Zufriedenheitsaspekten per Fragebogen ab.

In erster Linie sollte das Wohl des Kindes im Auge behalten werden und auf seine Empfindungen und Bedürfnisse eingegangen werden. Kinder leben „im Hier und Jetzt" (Plattner. I.E.)[57] und benötigen daher die geforderte Aufmerksamkeit im passenden Moment.

Diese wichtige Aufgabe könnte noch mehr vertieft werden, damit Kinderkrankenschwestern Empfindungen nicht nur erkennen, sondern auch konsequent nach geeigneten Lösungsmöglichkeiten für das Kind suchen. Hier hätte die Kinderkrankenpflege eine sinnvolle Möglichkeit, sich zu profilieren und ihre oft infrage gestellte Daseinsberechtigung zu behaupten.[58]

Wenn Eltern ihre Kinder gut versorgt wüssten, könnten sie das Krankenhaus zumindest für wenige Stunden am Tag verlassen, um eigenen Bedürfnissen nachgehen zu können.

Kinderkrankenhäuser, die auf die Einführung eines Fragebogens nicht verzichten möchten, sollten auch in die Schulung ihrer Pflegekräfte investieren, denn Zertifizierungen sind lediglich ein Instrument neben vielen, um gesicherte Qualität nach außen zu zeigen und somit verstärkt PatientInnenakquise[59] zu betreiben. Mindestens genauso wichtig ist der gute Ruf, der durch die Mundpropaganda funktioniert und Eltern darüber aufklärt, in welchem Krankenhaus ihr Kind besonders professionelle Aufmerksamkeit genießt.

# 6. Thesen zur Diplomarbeit

1. Um Empfindungen bei Kindern zu erfassen, ist die Beobachtung als Erfassungsinstrument die sinnvollste Methode.
2. Kinder im Alter zwischen 6-10 Jahren bewerten unmittelbar durchlebte Empfindungen nicht objektiv als angenehm oder unangenehm.
3. Pflegekräfte und Eltern gehen nicht immer adäquat mit kindlichen Empfindungen um.
4. Bedürfnisse stationär aufgenommener Kinder berühren nicht nur Aspekte, die mit Krankheit, Behandlung und Pflege einhergehen.
5. Bedürfnisse stationär aufgenommener Kinder betreffen alle Hierarchiestufen der Bedürfnispyramide nach Maslow.

---

[57] Vgl. www.familienhandbuch.de/cmain/s_217.html.
[58] Vgl. Fachkongress Pflege, am 25.1.2002 in Berlin:
http://www.bmg.bund.de/nn_600228/DE/Presse/Pressemitteilungen/Archiv/Presse-BMG-2002/PM-25-01-2002-8626,param=.html.
[59] Vom Lateinischen „ad quaerere", das sich zu „acquirere" (erwerben) bildete.

6. Das Pflegemodell von Patricia Benner und Judith Wrubel eignet sich um Bedürfnisse bei Kindern zu erkennen und Lösungen zu finden und zu realisieren.
7. Von Kindern ausgefüllte Fragebögen besitzen aufgrund von Gefälligkeitsantworten und altersbedingt eingeschränkten kognitiven Fähigkeiten nur begrenzte Aussagekraft.
8. Kindliche Bedürfnisse sollten zeitnah erfasst werden.
9. Auf einen Bedürfnismangel sollte zeitnah und adäquat reagiert werden.
10. Viele potentielle Bedürfnismängel können durch professionelles pflegerisches Reagieren vermieden werden.

# 7. Literaturverzeichnis
## 7.1. Bücher:

**Arets, J., Obex, F., Ortmans, L, Wagner, F.:** Professionelle Pflege. Fähigkeiten und Fertigkeiten. Verlag Hans Huber, Bern, Göttingen, Toronto, Seattle, 1999

**Bartels, H., Bartels R.:** Physiologie – Lehrbuch und Atlas. Verlag Urban und Schwarzenberg, München, Wien, Baltimore, 1990

**Becher, W.:** Kranke Kinder zwischen Familie und Klinik. Evangelischer Presseverband in Hessen und Nassau, Frankfurt am Main, 1980

**Benner, P., Wrubel, J.:** Pflege, Streß [!] und Bewältigung. Gelebte Erfahrung von Gesundheit und Krankheit. Verlag Hans Huber, Bern, Göttingen, Toronto, Seattle, 1997

**Biermann, G. (Hrsg.):** Mutter und Kind im Krankenhaus. Ein Situationsbericht aus der Bundesrepublik Deutschland. Ernst Reinhardt Verlag München, Basel, 1978

**Biermann, G., Biermann, R.:** Das kranke Kind und seine Umwelt. Ernst Reinhardt Verlag München, Basel, 1982

**Brockhaus - Psychologie.** Lexikon. Verlag F. A. Brockhaus, Mannheim, Leipzig, 2001

**Burns, Nancy/Grove, Susan K.:** Pflegeforschung verstehen und anwenden. Urban & Fischer Verlag, München, 2005, 1. Auflage

**Catel, W. (Hrsg.):** Das gesunde und das kranke Kind. Ein Lehrbuch für die Kinderkrankenschwester. Georg Thieme Verlag Stuttgart, New York, 1983, 12., neubearbeitete Auflage

**Elendt, Erika.:** Das kranke Kind und seine Pflegerin. Zur Geschichte der Kinderkrankenpflege in Jena von 1917-1987. Universitätsverlag Jena, 1992

**Flammer, A.:** Entwicklungstheorien. Psychologische Theorien der menschlichen Entwicklung. Verlang Hans Huber, Bern, Göttingen, Toronto, Seattle, 2003, 3., korrigierte Auflage.

**Girtler, Roland:** Methoden der Feldforschung, Böhlau Verlag, Köln, 2001, 4. Auflage

**Heinzel, F. (Hrsg.):** Methoden der Kindheitsforschung. Ein Überblick über Forschungszugänge zur kindlichen Perspektive. Juventa Verlag Weinheim und München, 2000

**Hinz, A., Decker, O.:** Gesundheit im gesellschaftlichen Wandel – Altersspezifik und Geschlechterrollen. Psychosozialverlag Gießen, 2006, 1. Auflage

**Hockenberry, M. J.:** Handbuch für die Kinderkrankpflege. Lehrbuch. Urban und Fischer Verlag, München, 2005, 1. Auflage

**Hoel, M., Kullick, P.:** Kinderkrankenpflege und Gesundheitsförderung. Lehrbuch. Georg Thieme Verlag, Stuttgart, New York, 2002, 2. vollst. überarb. Auflage

**Holoch, E., Gehrke U., Knigge-Demal, B., Zoller, E. (Hrsg.):** Lehrbuch Kinderkrankenpflege. Verlag Hans Huber, Bern, Göttingen, Toronto, Seattle, 1999

**Hondrich, K.O.:** Menschliche Bedürfnisse und soziale Steuerung. Rowohlt Taschenbuch Verlag, Hamburg, 1975

**Kollak, I., Hesook, S.K. (Hrsg.):** Pflegetheoretische Grundbegriffe. Verlag Hans Huber Bern, Göttingen, Toronto, Seattle, 1999

**Lamnek, S. :** Qualitative Sozialforschung. Band 2. Methoden und Techniken. Beltz Verlag, Weinheim, 1995, 3., korrigierte Aufl.

**Lamnek, S.:** Qualitative Sozialforschung. Lehrbuch. Beltz Verlag, Weinheim, Basel, 2005, 4. vollst. überarb. Auflage

**Lay, R.:** Ethik in der Pflege. Ein Lehrbuch für die Aus-, Fort- und Weiterbildung. Schlütersche Verlagsgesellschaft Hannover, 2004

**Lecher, S.:** Patientenbefragung im Krankenhaus. Der Hamburger Fragebogen zum Krankenhausaufenthalt (HFK) als Instrument zur Defizitanalyse aus Patientensicht. Verlag S. Roderer, Regensburg, 2002

**Lorton, J. W., Lorton, E.L.:** Human development through lifespan. Monterey: Brooks/Cole, 1984

**Lüders, D., Gladtke, E., Schaub, J.:** Lüders: Lehrbuch für Kinderkrankenschwestern. Band I: Das gesunde Kind und theoretischer Teil. Ferdinand Enke Verlag Stuttgart 1990, 11., völlig neu bearbeitete Auflage

**Markefka, M., Nauck, B. (Hrsg.):** Handbuch der Kindheitsforschung, Luchterhand Verlag, Berlin, 1993

**Mayring, P.:** Qualitative Inhaltsanalyse. Grundlagen und Techniken. Deutscher Studien Verlag Weinheim, 2000, 7. Auflage

**Miller, P.:** Theorien der Entwicklungspsychologie. Spektrum Akademischer Verlag Heidelberg, Berlin, Oxford, 1993

**Moor, P.:** Das Spiel in der Entwicklung des Kindes. Entfaltung des Unbewussten im Spielverhalten. Otto Maier Verlag Ravensburg, 1973

**Nickel, H., Schmidt-Denter, U.:** Vom Kleinkind zum Schulkind. Ernst Reinhardt Verlag, München, Basel, 1991, 4. durchges. und erg. Auflage

**Oerter, R., v. Hagen, C., Röper, G., Noam, G. (Hrsg.):** Klinische Entwicklungspsychologie. Ein Lehrbuch. Beltz Psychologie Verlags Union, Weinheim, 1999

**Otto, J.H., Euler, H.A., Mandl, H.:** Emotionspsychologie. Ein Handbuch. Beltz Psychologie Verlags Union, Weinheim, 2000

**Petermann, F., Niebank, K., Scheithauer, H. (Hrsg.):** Risiken in der frühkindlichen Entwicklung. Entwicklungspsychopathologie der ersten Lebensjahre. Hogrefe, Verlag für Psychologie Göttingen, Bern, Toronto, Seattle, 2000

**Plank, E.:** Hilfen für Kinder im Krankenhaus. Beiträge zur Psychologie und Soziologie des kranken Menschen. Ernst Reinhardt Verlag München, Basel, 1971

**Pschyrembel:** Klinisches Wörterbuch. Verlag Walter de Gruyter, Berlin, New York, 2002, 259., neu bearbeitete Auflage

**Rennen-Allhoff, B., Schaeffer, D. (Hrsg.):** Handbuch Pflegewissenschaft. Juventa Verlag Weinheim und München, 2000

**Ripple, R. E., Biehler, R.F., Jaquish, G.A.:** Human development. Boston: Houghton Mifflin, 1982

**Rossmann, P.:** Einführung in die Entwicklungspsychologie des Kindes- und Jugendalters. Verlag Hans Huber, Bern, Göttingen, Toronto, Seattle, 2004, 4. Nachdruck

**Schulte, F.J., Spranger, J.:** Lehrbuch der Kinderheilkunde. Gustav Fischer Verlag, Stuttgart, Jena, New York, 1993, 27., neu bearbeitete Auflage

**Schulz von Thun, F.:** Miteinander Reden - Stile, Werte und Persönlichkeitsentwicklung. Differentielle Psychologie der Kommunikation. Rowohlt Taschenbuch Verlag, Hamburg, 2003, 23. Auflage

**Siegrist, J.:** Medizinische Soziologie. Verlag Urban & Schwarzenberg, München, 5. Auflage

**Smith, H.:** Unglückliche Kinder – Fakten, Ursachen, Hilfen. Patmos Verlag Düsseldorf, 1998, 1. Auflage

**Suess, G.J., Scheuerer-Englisch, H., Pfeifer, W-K.P. (Hrsg.):** Bindungstheorie und Familiendynamik. Anwendung der Bindungstheorie in Beratung und Therapie, Psychosozialverlag Gießen, 2001

**Ulich, D.:** Das Gefühl. Eine Einführung in die Emotionspsychologie. Psychologie Verlags Union München, 1989, 2. durchgesehene und ergänzte Auflage

**Ulich D., Mayring, Ph.:** Psychologie der Emotionen. Grundriss der Psychologie, Band 5. Verlag W. Kohlhammer Stuttgart, Berlin, Köln 1992

**Wolf, M., Mulot, R. , Seidl/M.:** Fachlexikon der Sozialen Arbeit. Kohlhammer Verlag, Stuttgart, 2002, 5. Auflage

**Wüthrich-Schneider, E.:** Qualitätsmanagement in Spitälern. Ein Modell zur Evaluation der Patientenzufriedenheit. pmi Verlag AG Frankfurt, Moskau, Sennwald, Wien, 1999

**Zander, J.:** Postoperative Schmerztherapie im Kindesalter. S. 123-131. In: Meier, H., Kaiser, R. u. a. (Hrsg.): Schmerz beim Kind. Berlin 1993.

**Zlotowicz, M.:** Warum haben Kinder Angst? Verlag Klett-Cotta, Stuttgart, 1983

## 7.2. Zeitschriften:

**Alt, S.J.:** Patient satisfaction rates are too high. Health Care Strategic Management, 13. Jg. (1995), S. 2-5.

**Gede, H., Schmidt, S.:** Kinder zu Wort kommen lassen – Teil I: Durchführung qualitativer Interviews mit Kindern, Zeitschrift Ergotherapie und Rehabilitation 10/04, Verlag Schulz-Kirchner, Idstein, 2004

**Hartwanger, A.:** Helfendes Hören. In: Altenpflege, 27. Jg. (2002), Nr. 4, S. 45f

**Haug-Schnabel, G., Bensel, J.:** Kind und Gesellschaft. Bewegungsarmut fängt früh an. In: Die Kinderkrankenschwester, 22. Jg. (2003), Nr. 7, S. 296-300

**Jakob, G., Bengel, J.:** Das Konstrukt Patientenzufriedenheit: Eine kritische Bestandsaufnahme. Zeitschrift für klinische Psychologie, Psychiatrie und Psychotherapie, 48, 280-301.

**Jones, M.C.:** The Elimination of children's fears. Journal of Experimental Psychology, 7, 382-390, 1924

**Keitel, P.:** Qualitätsmanagement – Das QM-Handbuch schafft Ordnung in der Qualitätssicherung. In: Pflegen Ambulant, 13. Jg. (2001), Nr. 3, S. 39s

**Perschke-Hartmann, Ch.:** Qualitätsmanagement im Gesundheitswesen – Güte spart Geld. In: Gesundheit und Gesellschaft, 4. Jahrgang (2001), Ausgabe 2/01

**Spitz, R.:** Symbiotische Mutter-Kind-Beziehungen. In: Psyche 22 (1968), S. 875

**Straßburg, H.M., Zeitler, P.:** Stellungnahme der DGSPJ zur ganztägigen Fremdbetreuung von Säuglingen und Kleinkindern. In: Kinderärztliche Praxis 78 (2007) Nr. 3, S. 178-180


**7.3. Graue Literatur:**

**AKIK-Bundesverband e.V.:** EACH-Charta zu den Rechten von Kindern im Krankenhaus, 1999

**Vogt, U.:** die Entwicklung der Motorik 3- bis 6jähriger Kinder. In K. Willimczik & M. Grosser, die motorische Entwicklung im Kindes- und Jugendalter; theoretische Ansätze - Untersuchungsprobleme - Forschungsergebnisse (2. Aufl., S. 293-301). Schondorf: Hofmann. (Schriftenreihe des Bundesinstituts für Sportwissenschaften, Bd. 24), 1981


**7.4. Internet:**

http://www.akik-lvbw.de/files/charta_erlaeuterungen.pdf, 16.2.2007

http://www.familienhandbuch.de/cmain/f_Fachbeitrag/a_Kindheitsforschung/s_94 0.html, 16.2.2007

http://www.familienhandbuch.de/cmain/f_Aktuelles/a_kindliche_entwiclungs/s_59 6.html, 15.3.2007

http://www.familienhandbuch.de/cmain/f_Aktuelles/a_kindliche_entwiclungs/s_64 4.htnl, 15.3.2007

http://sjk.webfox01.de/aktuelles/akute_schmerztherapie/index_frame, 7.4.2007

Mey, Günter (2006); „Zugänge zur kindlichen Perspektive – Methoden der Kindheitsforschung". URL:

http://www.familienhandbuch.de/cmain/f_Fachbeitrag/a_Kindheitsforschung/s_94 0.html [Stand 18. November 2006].

Abbildung Bedürfnispyramide nach Maslow: http://www.informatikkaufmann-azubi.de/tagebuch/wp-content/bilder/050825maslow.gif, 26.5.2007

# Anhang

# 8. Anhang

Inhaltsverzeichnis zum Anhang.................................................................. 75

## 8.1 Einverständniserklärungen

8.2.1. Einverständniserklärung Pflegekräfte ..................................... 77
8.2.2. Einverständniserklärung Kinder und Eltern............................ 78

## 8.2. Auswertungs- und Analyseschritte nach Mayring ................ 79

## 9. Auswertung und Analyse

### 9.1. Beobachtung I

9.1.1. Anwesende Personen ......................................................... 79
9.1.2. Vorgeschichte..................................................................... 81
9.1.3. Beschreibung des Umfeldes............................................... 81
9.1.4. Aktion und Interaktion der Teilnehmer................................ 81
9.1.5. Interviews........................................................................... 83
9.1.6. Eindrücke des Beobachters................................................ 84
9.1.7. Zusammenfassung I und 1. Reduktionsschritt .................... 85
9.1.8. Explikation mit Überprüfung auf Veränderungsmöglichkeit
        nach Donabedian ................................................................ 87
9.1.9. Nicht klassifizierbare und eliminierte Kriterien................... 92
9.1.10. Reduktionsschritte ............................................................. 93

### 9.2. Beobachtung II

9.2.1. Anwesende Personen ......................................................... 98
9.2.2. Vorgeschichte..................................................................... 99
9.2.3. Beschreibung des Umfeldes............................................... 99
9.2.4. Aktion und Interaktion der Teilnehmer................................ 99
9.2.5. Interviews........................................................................... 101
9.2.6. Eindrücke des Beobachters................................................ 102
9.2.7. Zusammenfassung I und 1. Reduktionsschritt .................... 103
9.2.8. Explikation mit Überprüfung auf Veränderungsmöglichkeit
        nach Donabedian ................................................................ 104
9.2.9. Nicht klassifizierbare und eliminierte Kriterien................... 107
9.2.10. Reduktionsschritte ............................................................. 108

### 9.3. Beobachtung III

9.3.1. Anwesende Personen ......................................................... 111
9.3.2. Vorgeschichte..................................................................... 112
9.3.3. Beschreibung des Umfeldes............................................... 112
9.3.4. Aktion und Interaktion der Teilnehmer................................ 112
9.3.5. Interviews........................................................................... 115
9.3.6. Eindrücke des Beobachters................................................ 115
9.3.7. Zusammenfassung I und 1. Reduktionsschritt .................... 117
9.3.8. Explikation mit Überprüfung auf Veränderungsmöglichkeit
        nach Donabedian ................................................................ 118
9.3.9. Nicht klassifizierbare und eliminierte Kriterien................... 124
9.3.10. Reduktionsschritte ............................................................. 125

### 9.4. Beobachtung IV

9.4.1. Anwesende Personen ......................................................... 129
9.4.2. Vorgeschichte..................................................................... 130
9.4.3. Beschreibung des Umfeldes............................................... 130
9.4.4. Aktion und Interaktion der Teilnehmer................................ 130

9.4.5. Interviews ................................................................................. 132
9.4.6. Eindrücke des Beobachters ........................................................ 132
9.4.7. Zusammenfassung I und 1. Reduktionsschritt ............................. 134
9.4.8. Explikation mit Überprüfung auf Veränderungsmöglichkeit
nach Donabedian .......................................................................... 135
9.4.9. Nicht klassifizierbare und eliminierte Kriterien ............................ 139
9.4.10. Reduktionsschritte .................................................................... 140

**9.5. Beobachtung V**

9.5.1. Anwesende Personen ................................................................. 142
9.5.2. Vorgeschichte ............................................................................. 143
9.5.3. Beschreibung des Umfeldes ....................................................... 143
9.5.4. Aktion und Interaktion der Teilnehmer ........................................ 143
9.5.5. Interviews ................................................................................. 145
9.5.6. Eindrücke des Beobachters ........................................................ 145
9.5.7. Zusammenfassung I und 1. Reduktionsschritt ............................. 147
9.5.8. Explikation mit Überprüfung auf Veränderungsmöglichkeit
nach Donabedian .......................................................................... 148
9.5.9. Nicht klassifizierbare und eliminierte Kriterien ............................ 151
9.5.10. Reduktionsschritte .................................................................... 152

**9.6. Beobachtung VI**

9.6.1. Anwesende Personen ................................................................. 154
9.6.2. Vorgeschichte ............................................................................. 155
9.6.3. Beschreibung des Umfeldes ....................................................... 155
9.6.4. Aktion und Interaktion der Teilnehmer ........................................ 155
9.6.5. Interviews ................................................................................. 158
9.6.6. Eindrücke des Beobachters ........................................................ 158
9.6.7. Zusammenfassung I und 1. Reduktionsschritt ............................. 160
9.6.8. Explikation mit Überprüfung auf Veränderungsmöglichkeit
nach Donabedian .......................................................................... 161
9.6.9. Nicht klassifizierbare und eliminierte Kriterien ............................ 166
9.6.10. Reduktionsschritte .................................................................... 167

10. Darstellung der Ergebnisse ............................................................. 173

## 8.2. Einverständniserklärungen

### 8.2.1. Einverständniserklärung Pflegekräfte

Alexander Weber
Student im Studiengang Pflege/Pflegemanagement

weber@alexius.eu

Berlin, 18. November 2006

Sehr geehrte Mitarbeiterinnen und Mitarbeiter der Station 5,

als Student des Studienganges Pflege/Pflegemanagement, an der Evangelischen Fachhochschule in Berlin, führe ich vom November 2006 bis Februar 2007 ein Forschungsprojekt auf Ihrer Station durch.

Nach Erhalt der Genehmigung zur Durchführung des Projektes durch den Chefarzt, Dr. Jochum, und die Pflegedirektorin, Fr. Hintzler, kann die Arbeit losgehen!

Ich möchte den Krankenhausalltag  von Schulkindern zwischen dem 6. und 10. Lebensjahr beobachten. Dabei sind die Empfindungen des Kindes gegenüber dem Krankenhaus von besonderem Interesse.

Dies geschieht im Rahmen einer Beobachtung, die zwischen 1 und 2 Stunden dauern kann. Sollten es die Umstände erforderlich machen, kann die Beobachtung abgebrochen werden. Während der Beobachtung halte ich mich soweit wie möglich im Hintergrund, mache Notizen und stelle dem Kind ggf. Fragen. Gegenüber Ihrer durchzuführenden Arbeit wird es zu keiner Störung kommen.

Der Datenschutz wird in jedem Fall gewährleistet, d.h. alle Daten werden anonymisiert, ein Rückschluss auf beobachtete Kinder und involvierte Personen ist nicht möglich, und es erfolgt keine Weiterleitung der erhobenen Daten.

Hiermit erkläre ich mich mit der Beobachtung durch den Studenten und einem kurzen Interview einverstanden.

Berlin,      November 2006

_____
verantwortliche Pflegekraft

### 8.2.2. Einverständniserklärung Kinder und Eltern

Alexander Weber
Student des Studienganges Pflege/Pflegemanagement

weber@alexius.eu

Berlin, 18. November 2006


Sehr geehrte Eltern, liebe(r) _____,


als Student des Studienganges Pflege/Pflegemanagement, an der Evangelischen Fachhochschule in Berlin, führe ich von Dezember 2006 bis Februar 2007 ein Forschungsprojekt auf der Station 5 (Pädiatrie) im Waldkrankenhaus Spandau durch.

Nach Erhalt der Genehmigung zur Durchführung des Projektes durch den Chefarzt, Dr. Jochum, und die Pflegedirektorin, Fr. Hintzler, kann die Arbeit losgehen!

Ich möchte den Krankenhausalltag von Schulkindern zwischen dem 6. und 10. Lebensjahr beobachten. Dabei sind die Empfindungen des Kindes gegenüber dem Krankenhaus von besonderem Interesse.

Dies geschieht im Rahmen einer Beobachtung, die zwischen 1 und 2 Stunden dauern kann. Sollten es die Umstände erforderlich machen, kann die Beobachtung abgebrochen werden. Während der Beobachtung halte ich mich soweit wie möglich im Hintergrund, mache Notizen und stelle dem Kind ggf. Fragen.

Am Ende werden Mutter oder Vater und Kind drei Fragen gestellt.

Der Datenschutz wird in jedem Fall gewährleistet, d.h. alle Daten werden anonymisiert, ein Rückschluss auf beobachtete Kinder und involvierte Personen ist nicht möglich, und es erfolgt keine Weiterleitung der erhobenen Daten.

Hiermit erkläre ich mich mit der Beobachtung durch den Studenten und einem kurzen Interview einverstanden.


Berlin,     November 2006          Berlin,     November 2006


_____          _____

Erziehungsberechtigte(r)          Patient

# 8. Auswertung und Analyse
## 8.2. Auswertungs- und Analyseschritte nach Mayring

### a) Zusammenfassung

beobachtungsrelevante Empfindungen von Kindern und Eltern werden unter der Überschrift „Zusammenfassung und 1. Reduktionsschritt" in drei Schritten kategorisiert:

aa) Einordnung in die Aspekte „persönliche Empfindungen", „Umgebung", „Inventar", „Organisation", „Personal", „Essen", „Behandlung" und „allgemeine Umstände",

ab) Interpretation in angenehme bzw. unangenehme Empfindung,

ac) Trennung von kindlichen und elterlichen Aspekten.

Beobachtungspunkte sind hier selektiert und paraphrasiert und dem 1. Reduktionsschritt unterzogen.

### b) Explikation

Material wurde unter der Überschrift „Explikation mit Überprüfung auf Veränderungsmöglichkeit nach Donabedian" generalisiert und durch das Herantragen zusätzlichen Materials dem zweiten Reduktionsschritt unter Zuhilfenahme der Qualitätsdimensionen von A. Donabedian unterzogen, mit denen dem Anspruch der Strukturierung nachgekommen wurde.

In drei Prozessschritten (Qualität, Standard, Kriterium) wurde Verbesserungsfähigkeit bewiesen. Zusätzliches Material stammt aus Fachliteratur[60] und Expertenwissen des Forschers. Nicht verbesserbare Kriterien wurden an dieser Stelle aus dem Kategoriengebilde unter Nennung eliminiert.

### c) Strukturierung

Inhaltliche Strukturierung steht auf der Explikationsebene unter der Heranziehung der nach A. Donabedian festgelegten Kriterien von Struktur (vorgefundene Struktur), Prozess (Interaktionsebene) und Ergebnis (Heilungsresultat) vollzogen.

## 9.1. Beobachtung I

### 9.1.1.    Anwesende Personen

a)  Kind/Mädchen = zu beobachtendes Kind
b)  Mutter
c)  Vater
d)  Kinderkrankenschwester/Pflegekraft (= für das Kind verantwortliche Kinderkrankenschwester)

---

[60] Lehrbücher der Kinderkrankenpflege

e) Stationshilfe

(Anm.: Aus Gründen der Formatierung muss dieser Platz frei bleiben; dies gilt für alle sechs Beobachtungen!)

### 9.1.2. Vorgeschichte

- sechsjähriges Mädchen mit chronischen Harnwegsinfekten zur einwöchigen stationären Aufnahme (Beobachtung und intravenöse Antibiotikagabe)
- seit zwei Tagen aufgenommen
- intravenöser Zugang in der rechten Armbeuge

### 9.1.3.  Beschreibung des Umfeldes

- Beginn der Beobachtung: 12:40 Uhr
- das Zimmer ist etwa 25 m$^2$ groß und ist für vier Betten ausgerichtet
- es hat vier Fenster, wovon zwei verdunkelt sind (auf der gegenüberliegenden Seite des zu beobachtenden Kindes)
- Kind und Mutter haben jeweils ein Erwachsenenbett, die einem Ehebett ähnlich, zusammen geschoben sind
- vor den Fenstern steht ein Tisch mit zwei Stühlen; dort hat der Beobachter Platz genommen
- Kind und Mutter sitzen jeweils auf ihren Betten
- Vater sitzt am Tisch
- die Betten gegenüber sind leer; ein kleines Kind wurde am Vormittag entlassen
- Während des Malens ist das Bett hoch gestellt, und das Kind malt auf dem Nachttisch, der immer hin und her fährt
- die Tür ist zum Flur geschlossen, und ein Fenster ist auf Kippe geöffnet - draußen stetiges Motoren Geräusch
- durch das Fenster schaut man auf eine dicht gewachsene Hecke, die sich im Abstand von zwei Metern zum Fenster befindet

### 9.1.4.  Aktion und Interaktion der Teilnehmer

- Mutter telefoniert
- Tochter schmiegt sich an die Mutter
- Mutter bittet Vater, der im Begriff ist, das Krankenhaus zu verlassen, eine Weihnachtstischdecke mitzubringen
- Mutter Tochter: „Mal doch etwas!"
- Kind sagt: „Ja, ich male etwas.", geht alleine in das Spielzimmer und kommt nach kurzer Zeit mit Malstiften wieder
- Vater schaut auf die Uhr
- Kind sagt: „Ich suche einen passenden Stift."
- Mutter sagt: „So dolle ist das hier nicht mit den Stiften".
- Mutter spricht ins Telefon: „Hat mir bisher noch keiner erklärt, mit dem Vertrag vom Krankenhaus."
- Kind hört auf zu malen und schaut zur Mutter, als diese dem telefonischen Gegenüber den Tagesablauf des Krankenhauses schildert
- Stationshilfe hat die vom Morgen verlassenen Betten gereinigt und neu bezogen
- Kind ruft: „Autsch." - Es schaut zur Mutter und zeigt auf die rechte Ellenbeuge; Mutter sagt Beobachter, dass dort der intravenöse Zugang liegt
- Mutter sagt zur Tochter: „Ja, tut weh."
- Mutter telefoniert noch und sucht nach einem Schreibstift; Beobachter reicht ihr einen seiner Stifte. Sie bedankt sich, nimmt das Blatt, auf dem das Kind malt und notiert etwas. Kind sagt: „Das ist mein Blatt."
- Kind sagt: „Aua." Zeigt dabei neuerlich auf den Zugang, der durch ein langärmliges T-Shirt verdeckt ist
- Kind lacht laut auf, Mutter ermahnt es zur Ruhe
- Mutter sagt: „Die Stifte sind nicht so dolle."
- Mutter sagt zur Tochter: „Nicht so laut!"

55 • Mutter sagt: „Trink mal was." - Kind nippt kurz am Becher, der mit Mineralwasser gefüllt ist. Anschließend schaut es zu mir. - Mutter reicht ihr den Be-
cher zum Trinken. Mädchen sagt: „Ich kann das doch alleine, bin doch kein
Baby mehr."
• Vater sagt: „Du malst mich da mit einem ganz dicken Bauch und kurzen Bei-
60 nen."
• Kind lacht und schaut zu mir. - Malt weiter. Eltern zählen einige Dinge auf, die
das Mädchen malen könnte.
• Mutter gähnt und sagt: „Mal mal schöner!"
• Kind sagt: „Ich male so gut ich malen kann."
65 • Mutter sagt dem Kind, dass es nachher fernsehen kann
• Mutter sagt Kind: „Du kannst ja Deinen Namen unter das Bild malen."
• Kind sagt: „Ja das kann ich."
• Mutter sagt dem telefonischen Gegenüber: „Wir können sie doch nicht die
ganze Zeit alleine lassen."
70 • Vater will gehen. - Kind sagt: „Aber ich möchte doch noch ein Bild malen." -
Vater sagt: „Aber ich komme doch bald wie Oma wieder." - Kind fragt: „Wie
lange dauert das?" - Vater antwortet: „In zwei Stunden bin ich wieder da." -
Kind sagt: „Dann male ich das Bild ganz, ganz schnell."
• Vater zieht die Jacke an und geht zur Tür. Kind malt nicht mehr und schaut
75 hin und her. Mutter sagt: „Bring' Sagrotantücher von Schlecker mit", gähnt.
• Vater sagt: „Könnt Ihr ja noch einen Mittagsschlaf machen." - Mutter entgeg-
net: „Wie denn, mit der Keule?" - beide lachen
• Kind will Tagebuch verschließen, Vater hilft, Kind schließt wieder auf.
• Vater küsst Kind und geht.
80

Beobachter verlässt Zimmer für wenige Minuten um Vater Fragen zu stellen.
Kommt danach wieder hinein.


• Kind fragt Mutter: „Warum darf ich nicht fernsehen?"
85 • Kind fragt Mutter, was Beobachter macht
• Beobachter spricht Kind an und sagt: „Ich schreibe auf, was du machst, dass
du malst und lachst und dich mit Mama und Papa unterhältst."
• Mutter wendet sich an Beobachter und sagt: „Sie ist sehr aufgeregt."
• Kind nimmt ein großes Blatt und malt darauf."
90 • Mutter regt Kind zum Trinken an. - Kind nimmt Becher, ruft „Autsch", schaut
zur Mutter und zeigt auf den i.v.-Zugang
• Mutter sagt ins Telefon: „Ich dusche gleich zuhause, ist hier nicht so dolle."
• Kinderkrankenschwester kommt ins Zimmer und sagt: „Ich muss mal nach
deinem Tropf schauen." - Kind schaut fragend. - Pflegekraft fragt das Kind:
95 „Trinkst Du auch immer schön?" - Kind sagt nichts. – Mutter sagt: „Eine Flasche hat sie schon getrunken. Die andere müssen wir bis heute Abend noch
schaffen." - Pflegekraft sagt: „Das reicht dann. Immer schön trinken, damit
deine Infektion wieder verschwindet und Du ganz schnell nach Hause
kannst!" - Kinderkrankenschwester sagt: „So, jetzt messen wir Fieber." - Kind
100 lacht und sagt: „Ach so, dass schon wieder." - Pflegekraft misst die Tempera-
tur im Ohr. Das Kind hält sein Ohr still in Richtung Thermometer. - Pflegekraft
schaut auf das Thermometer und sagt: „37,2, das geht ja voran!" Sie wendet
sich an die Mutter und sagt: „Sie können ruhig weiter telefonieren!"
• Pflegekraft sagt: „So, jetzt schaue ich nach dem Tropf." - Wickelt die Mullbin-
105 de ab und fragt: „Tut das weh?" - Kind sagt: „Was guckst du?" -
Kinderkrankenschwester sagt: „Ich schaue, ob es rot ist." - Kind sagt: „Ist
schon rot." - Pflegekraft sagt: „Ja, da, ein bisschen. Das ist das Blut, das ist
nicht schlimm. Das haben wir – schwups - mit dem roten Stöpsel zugemacht."
- Pflegekraft nimmt eine neue Binde und wickelt sie über den Zugang. - Kind
110 sagt: „Jetzt krieg ich `nen neuen." - Pflegekraft sagt: „Ja, jeden Tag be-
kommst du einen neuen." - Lacht. - Kind lacht auch. - Kinderkrankenschwes-

neuen." - Lacht. - Kind lacht auch. - Kinderkrankenschwester sagt: „Das ist ein schönes Bild, das du malst. Wenn du möchtest, dann kannst du für uns auch ein Bild malen. Das hängen wir dann auf. Hier hängen schon viele Bilder von den Kindern."

115 • Kind zeigt auf den Verband und sagt zur Mutter: „Krieg ich den fast jeden Tag neu?" - Kind ruft Kinderkrankenschwester zu: „Bis gleich!" - Pflegekraft sagt: „Ja, bis gleich." - Nimmt den Infusionsständer, geht Richtung Tür und sagt: „Den brauchst du jetzt nicht mehr. Aber du musst schön viel trinken." - Kind schaut sie aufmerksam an, sagt nichts. - Pflegekraft fragt: „Brauchst du

120 Licht?" - Will das Licht anmachen, Kind sagt: „Ich weiß schon, wie das geht." - Macht das Licht an. - Kinderkrankenschwester verlässt das Zimmer.
• Kind malt weiter und summt dabei eine Melodie.
• Kind sagt zu Mutter: „Ich muss mal." - Mutter nimmt Kind mit auf die Toilette. - Beobachter verlässt für zwei Minuten das Zimmer.

125 • Beobachter kommt wieder. - Kind sitzt wieder auf dem Bett und malt. - Kind sagt: „Das hat sauweh getan." - Beobachter steht auf, geht zum Kind und fragt: „Was hat denn sauweh getan?" - Kind zeigt auf das Pflaster auf dem rechten Handrücken.
• Mutter sagt: „Mal doch eine Sonne, dann sieht das Bild fröhlicher aus!"

130 • auf dem Flur hört man Kinder lachen. - Das Kind sagt: „Die spielen ja auch da!" - Kind sagt: „Ich trinke, wenn ich das Bild zu Ende gemalt habe." - Mutter sagt: „Male das Bild aber schöner, wenn es für die Schwestern sein soll."
• Ende der Beobachtung: 13:40 Uhr

135 **9.1.5.        Interviews**

**a. Interview mit dem Vater** (wurde vom Beobachter geführt, nachdem er sich von Mädchen und Mutter verabschiedet hatte)
1. Vater ist sich unsicher, meint aber, dass das am Kiosk gekaufter Heft dem Kind am meisten gefallen hätte.

140 2. Vater meint recht spontan, dass dem Mädchen das Mittagessen überhaupt nicht geschmeckt hätte.
3. Vater weiß hierauf nicht zu antworten.

**b. Interview mit der Mutter** (unmittelbar an das Ende der Beobachtung ange-

145 schlossen)
1. Mutter antwortet spontan, dass dem Mädchen die Betreuung durch die Kinderkrankenschwestern sehr gut gefällt. Außerdem meint die Mutter, dass dem Mädchen die wieder gewonnene Selbstständigkeit besonders gut gefällt. Die Infusion sei morgens abgemacht worden.

150 2. Mutter meint, dass dem Kind der Zugang im Arm manchmal weh tut. Man hätte ihn besser am linken Arm machen sollen, damit das Kind - es ist Rechtshänder - mit der rechten Hand nicht zu eingeschränkt sei. - Des weiteren sagt die Mutter, dass das Mädchen beim Essen ein wenig mäkelig gewesen sei.

155 3. Am meisten fehle dem Kind das freie Spielen. Es bewege sich sehr gerne und sei auf der Station sehr eingeschränkt. Außerdem sei ihm oft langweilig.

**c. Interview mit dem Kind**
160 1. Das Malen.
2. Alles war schön.
3. Nichts. - Denkt etwas nach und sagt: „Meine kleine Schwester."

165

### 9.1.6.    Eindrücke des Beobachters

**a. die Eltern**

170    Die Eltern wirken dem Beobachter gegenüber auf den ersten Moment sehr freundlich, offen und zuvorkommend. Dass Mutter und Tochter für die nächsten Tage stationär aufgenommen sind, haben sie akzeptiert und versuchen so gut wie möglich mit der Situation umzugehen. Das jüngere Geschwisterkind ist zuhause bei der Großmutter geblieben und wird von ihr versorgt. Um die Krankheit des Mädchens herum scheint alles organisiert zu sein.

175    Erst im Verlaufe der Beobachtung wird deutlich, wie anstrengend die Situation für die Eltern ist. Beide wirken sehr müde: Sie gähnen und schauen auf ihre Uhren. Trotzdem lassen sie sich nichts anmerken, sind freundlich zu dem Mädchen, beschäftigen es und versuchen ihm den Aufenthalt so angenehm wie möglich zu gestalten.

180    Während der Beobachtung lassen sich aber Anmerkungen zu verbesserungswürdigen Aspekten des Krankenhauses finden. Dies findet Ausdruck in Bezug auf die Malstifte aber auch auf die sanitären Anlagen des Zimmers. Nicht zuletzt würden die Eltern das Kind wahrscheinlich nur sehr ungern alleine im Krankenhaus lassen.

185    Regelmäßig regt die Mutter das Kind zum Trinken an ohne jedoch in ihrer Handlung Konsequenz zu zeigen, denn in den meisten Fällen trinkt das Mädchen dann gar nicht.

Als der Vater aufbrechen möchte, wird das Mädchen unruhig, was von den Eltern registriert wird und worauf sie adäquat eingehen.

190    Der Vater kennt seine Rolle als Organisator. Alles ist mit der Frau abgesprochen. Wenn es ihm auch schwer fällt noch zu bleiben, ist er noch einen Moment bei Frau und Tochter und versucht dem Kind gegenüber den Abschied angenehm zu gestalten.

195    **b. das Kind**

Das Mädchen macht einen durch und durch freundlichen Eindruck und zeigt kaum noch Zeichen einer Erkrankung. So will es sich genauso verhalten als sei es gesund. Dabei wird es durch die begrenzenden Faktoren der medizinischen Behandlung an Spieltrieb und Bewegungsdrang gehindert. Es zeigt sich aber

200    sehr geduldig und geht stets auf die Wünsche und Anregungen der Eltern ein.

Obschon man meint, das Mädchen sei in das Malen vertieft, hält es seine Sinne für das, was um es geschieht, offen. Einmal hört es der Mutter beim Telefonieren zu, einmal registriert es spielende Kinder auf dem Flur und wäre am liebsten dabei.

205    Selbst den regelmäßig wiederkehrenden Schmerz in der rechten Armbeuge scheint es ignorieren zu wollen, obschon sie ihre Umwelt darauf aufmerksam macht. Ein in sich unangenehmer Umstand, mit dem es aber zu Leben versucht.

**c. die Kinderkrankenschwester**

210    Die Kinderkrankenschwester geht freundlich und aufmerksam auf das Mädchen ein und zeigt Routine beim Kontrollieren des intravenösen Zuganges. Dabei vermittelt sie dem Kind spielerisch die stattfindenden Arbeitsabläufe, so dass anfängliche Unsicherheit seitens des Kindes schnell verfliegt. Auch die wiederkehrende Sorge des Mädchens beim Anblick des Blutes in der Leitung des intrave-

215    nösen Zugangs hat die Pflegekraft schnell kontrolliert und durch kindgerechte Erklärung das Kind wieder beruhigt. Auch der Mutter gegenüber vermittelt sie ein Gefühl, dass sie sich so verhalten soll, als wäre die Pflegekraft gar nicht im Zimmer.

Durch die Anregung, ein Bild für die Station zu malen, wird das Mädchen als ein

220    Mitglied der Station in das Ganze integriert. Es zeigt Interesse an der Idee und beginnt                mit                der                Arbeit.

### 9.1.7. Zusammenfassung I und 1. Reduktionsschritt

**Eltern**

| Thema | Angenehme Empfindung | Unangenehme Empfindung |
|---|---|---|
| Persönliche Empfindungen | | - Vater steht zeitlich unter Druck<br>- Mutter macht einen sehr müden Eindruck |
| Umgebung | | - Mutter möchte Zimmer etwas weihnachtlicher gestalten<br>- Mutter sieht die Notwendigkeit der Rücksichtnahme auf andere Patienten und deren Eltern<br>- Mutter empfindet Umgebung oder Teile daraus als unsauber<br>- Mutter vermeidet das Duschen im Krankenhaus |
| Inventar | | - Mutter findet die Malstifte nicht gut |
| Organisationsablauf | | - Mutter vermisst bessere Aufklärung zum Krankenhausvertrag |
| Personal | - Mutter soll sich von anwesender Kinderkrankenschwester nicht gestört fühlen<br>- Mutter lobt die Betreuung des Kindes durch die Kinderkrankenschwestern | |
| Essen | | - Vater und Mutter registrieren gleichermaßen, dass dem Kind dass Essen nicht geschmeckt hätte |
| Behandlung | | - Mutter hätte den intravenösen Zugang lieber im linken Arm gesehen (Mädchen ist Rechtshänderin) |
| Allgemeine Umstände | | - Mutter bemängelt die Einschränkungen des Kindes hervorgerufen durch Station und Infusion<br>- Mutter registriert, dass dem Kind oft langweilig ist |

**Kind**

| Thema | Angenehme Empfindung | Unangenehme Empfindung |
|---|---|---|
| Persönliche Empfindungen | - Mädchen macht äußerlich einen recht zufriedenen Eindruck<br>- hat sich von der Krankheit weitestgehend erholt<br>- Kind beobachtet seine Umgebung sehr wach, ist interessiert an den Interaktionen<br>- Mädchen freut sich, dass es malen kann | |
| Umgebung | - Mädchen fühlt sich in der Nähe der Mutter sehr wohl<br>- Kind findet sich auf der Station zurecht: geht selbstständig ins Spielzimmer um Stifte zu holen | - Mädchen würde gerne das Zimmer verlassen, um mit den andern Kindern auf dem Flur zu kommunizieren |
| Inventar | - Kind kennt sich mit den Gerätschaften des Zimmers aus und kann diese bedienen | |
| Organisationsablauf | | |
| Personal | - Mädchen tritt den Interaktionen mit der Pflegekraft und lässt sich durch Antworten auf Fragen beruhigen<br>- Mädchen verliert auf Erklärungen der Pflegekraft seine Ängste<br>- Kind lässt sich von Pflegekraft zu Aktivitäten animieren | |
| Essen | | |
| Behandlung | | - Kind beklagt sich mehrmals über Schmerzen beim Bewegen des rechten Armes<br>- Mädchen erinnert sich noch immer an erfolglose Punktion der rechten Hand<br>- Mädchen soll viel trinken, trinkt aber nur widerwillig oder gar nicht |
| Allgemeine Umstände | | - Kind wird unruhig, als der Vater gehen möchte; möchte lieber, dass er bleibt<br>- Kind vermisst kleine Schwester |

### 9.1.8. Explikation mit Überprüfung auf Veränderungsmöglichkeit nach Donabedian

Nach der Klassifizierung der herausgefilterten Faktoren, dem „fragebogenrelevanten Zustand" (die im Anschluss in einem Fragebogen Verwendung finden könnten), wird in diesem Schritt überprüft, ob das Problem überhaupt verändert werden kann. Vielleicht ist es zu subjektiv um in einem allgemeinen Fragebogen Platz zu finden.

Fragebogenrelevante Zustände finden in den beiden folgenden Tabellen Platz; alle nicht veränderungsfähigen Punkte, die also auch in einem Fragebogen unbrauchbar wären, weil durch sie keine Veränderung hervorgerufen werden könnte, werden separat aufgeführt.

Die fett gedruckte Überschrift des fragebogenrelevanten Zustands ist an eine mögliche Fragebogen-Frage angelehnt, in Kursiv ist der erfasste Beobachtungsmoment.

### Eltern

| Thema | Fragebogenrelevanter Zustand |
|---|---|
| **Struktur** | |
| Vorgefundene Infrastruktur | **1. Jahreszeitliche Gestaltung der Zimmer**<br>*Eltern finden Zimmer nicht jahreszeitlich gestaltet*<br>**a) Qualität**<br>*Zimmer sind jahreszeitlich geschmückt.*<br>**b) Standard**<br>*Erzieherin bastelt mit Kindern jahreszeitlich entsprechenden Zimmerschmuck.*<br>**c) Kriterium**<br>*Erzieherin macht sich durch tägliche Besuche in den Zimmern ein Bild von Dekoration.* |
| | **2. Malstifte**<br>*Mutter bemängelt Anzahl und Qualität der Malstifte*<br>**a) Qualität**<br>*Kindern stehen ausreichend viele und brauchbare Malstifte zur Verfügung.*<br>**b) Standard**<br>*Erzieherin ergänzt/ersetzt fehlende/mangelhafte Stifte.*<br>**c) Kriterium**<br>*Erzieherin überprüft 1x/Woche Bestand an Malstiften.* |
| | **3. Appetitlichkeit des Essens**<br>*Eltern registrieren, dass dem Kind das Essen nicht immer schmeckt.*<br>**a) Qualität**<br>*Kind ist sein Essen gerne.*<br>**b) Standard**<br>*Essen wird Bedürfnissen und Geschmack der Kinder angepasst.*<br>**c) Kriterium**<br>*Pflegepersonal fragt, ob Essen geschmeckt hat und reicht diese Mitteilung auf entsprechendem Formular (beispielsweise Essensanforderung für kommende Woche) an die Küche weiter.* |

| Prozess | |
|---|---|
| **Interaktionsebene** | **1. Vertrauen in gute Versorgung der Kinder durch das Pflegepersonal in Abwesenheit der Eltern**<br>*Eltern sind müde, stehen unter Zeitdruck, wollen ihr Kind aber gut versorgt wissen.*<br>**a) Qualität**<br>*Eltern wissen, dass sie ihr Kind alleine auf der Station lassen können, weil es dort adäquat versorgt wird.*<br>**b) Standard**<br>*- Bei Aufnahme werden Eltern über diese Möglichkeit unterrichtet.*<br>*- Zu Schichtbeginn stellt sich zuständige Pflegekraft vor und unterbreitet Eltern das Angebot nach Hause fahren zu können.*<br>**a) Kriterium**<br>*Zuständige Pflegekraft macht sich 1x/Schicht ein Bild vom aktuellen Befinden der Eltern und dokumentiert diesen.*<br><br>**2. Vertraut-Machen der Eltern mit den Regeln der Station**<br>*Mutter ist mit den Spielregeln der Station nicht vertraut und mahnt Kind vorsichtshalber zur Ruhe.*<br>**a) Qualität**<br>*Mutter ist mit Regeln der Station vertraut und kann so das Mädchen auch mal lauter spielen lassen.*<br>**b) Standard**<br>*Mutter wird eine Stationsordnung ausgehändigt, die sie unter Berücksichtigung besonderer Umstände anzuwenden versteht.*<br>**c) Kriterium**<br>*Pflegepersonal und Erzieherin achten sowohl auf Einhaltung der Stationsordnung als auch auf angemessene Spielzeiten der Kinder.*<br><br>**3. Klärung von organisatorischen und vertraglichen Fragen**<br>*Eltern haben noch Fragen zum Krankenhausvertrag*<br>**a) Qualität**<br>*Mutter kennt und versteht den Krankenhausvertrag.*<br>**b) Standard**<br>*Fragen werden kompetent beantwortet oder kompetente Ansprechpartner an die Mutter vermittelt.*<br>**c) Kriterium**<br>*Ärzte/Pflegepersonal fragt Mutter einmal während des Aufenthaltes, ob Unklarheiten diesbezüglich bestehen.*<br><br>**4. Wissen um das Verhalten der Eltern bei im Zimmer anwesender Pflegekraft**<br>*Mutter fühlt sich in Anwesenheit der Pflegekraft im Zimmer unsicher und versucht ihr Verhalten entsprechend anzupassen.*<br>**a) Qualität**<br>*Mutter fühlt sich auch in Anwesenheit der Pflegekraft wohl.*<br>**b) Standard**<br>*Pflegekraft macht darauf aufmerksam, dass Mutter sich durch ihre Anwesenheit nicht gestört fühlen muss.*<br>**c) Kriterium**<br>*Pflegekraft macht sich beim Betreten des Zimmers ein Bild von der Situation und ermutigt Mutter ggf. zum Weitertelefonieren etc.* |

| | |
|---|---|
| **Interaktionsebene** | **5. Legen eines intravenösen Zuganges in weniger aktivere Hand/Arm**<br>*Eltern bemerken, dass ihr Kind mit intravenösem Zugang an aktivem Arm in seiner Mobilität eingeschränkt ist.*<br>**a) Qualität**<br>*Kind ist mit aktiver Hand nicht eingeschränkt.*<br>**b) Standard**<br>*Ärzte legen Zugang vorzugsweise an weniger aktiver Hand.*<br>**c) Kriterium**<br>*Arzt erkundigt sich vor Legen des Zugangs bei Eltern und Kind nach aktiverer Hand.*<br><br>**6. Anpassung des kindlichen Verhaltens bei Genesung an die Regeln der Station**<br>*Eltern sind sich nicht sicher, wie sich ihr Kind in der Genesungsphase verhalten darf.*<br>*Kind ist oft langweilig.*<br>*Mutter fühlt die Begrenzungen der Station als etwas für das Kind Einengendes.*<br>**a) Qualität**<br>*Kind geht seinen Spiel- und Forschertrieben entsprechend der Genesungssituation und dem Tagesablauf der Station nach.*<br>**b) Standard**<br>*Eltern und Kind wissen, wie das Kind sich auf der Station verhalten darf.*<br>*Kind erhält eine Tagesstruktur.*<br>**c) Kriterium**<br>*Pflegepersonal macht sich während der Schicht ein Bild vom aktuellen Gesundheitszustand des Kindes, klärt Eltern und Kind über den Stationsablauf auf und regt das Kind zu entsprechender Aktivität an.*<br><br>**7. Qualität der Betreuung der Kinder durch Pflegepersonal**<br>*Mutter lobt die Betreuung des Kindes durch die Kinderkrankenschwestern*<br>**a) Qualität**<br>*Kind wird altersentsprechend und unter Einbeziehung gesundheitlicher Aspekte betreut.*<br>**b) Standard**<br>*Kind wird in den Stationsablauf in Spiel und Aktivität einbezogen.*<br>**c) Kriterium**<br>*Pflegepersonal/Erzieher macht sich 1x/Schicht ein Bild vom aktuellen Gesundheitszustand des Kindes und regt es ggf. zu mehr Aktivität an.* |
| **Ergebnis**<br>**Resultat** | **1. Einbeziehung von Eltern und Kind zur aktiven Beeinflussung des Genesungsprozesses**<br>*Kind wird durch Pflegekraft und Mutter zum regelmäßigen Trinken angeregt.*<br>**a) Qualität**<br>*Eltern und Kind sind über die Krankheit informiert, wissen, wie sie* |

| Resultat | sich aktiv am Genesungsprozess beteiligen können und |
| | **b) Standard** |
| | *Eltern und Kind führen ärztliche und pflegerische Maßnahmen durch, die den Genesungsprozess unterstützen.* |
| | **c) Kriterium** |
| | *Pflegepersonal überprüft 1x/Schicht ob die vorgeschlagenen Maßnahmen durchgeführt werden.* |

**Kind**

| Thema | Fragebogenrelevanter Zustand |
|---|---|
| **Struktur** | |
| | **1. Bereitstellen von Malzeug** |
| | *Kind gefällt das Malen gut.* |
| | **a) Qualität** |
| | *Kindern stehen ausreichend viele und brauchbare Malstifte zur Verfügung.* |
| Vorgefundene Infrastruktur | **b) Standard** |
| | *Erzieherin ergänzt/ersetzt fehlende/mangelhafte Stifte.* |
| | **c) Kriterium** |
| | *Erzieherin überprüft 1x/Woche Bestand an Malstiften.* |
| | |
| | **2. Kinder und ihre Geschwister** |
| | *Kind vermisst seine kleine Schwester.* |
| | **a) Qualität** |
| | *Kind sieht seine Geschwister regelmäßig.* |
| | **b) Standard** |
| | *Eltern wissen, dass Geschwisterkinder mit auf die Station dürfen und diese auch willkommen sind.* |
| | **c) Kriterium** |
| | *Bezugspflegekraft erkundigt sich über aktuelle Situation und regt ggf. zum Besuch der Geschwisterkinder an.* |
| **Prozess** | |
| | **1. Möglichkeit der Übernachtung für Eltern** |
| | *Kind fühlt sich in der Nähe der Mutter wohl.* |
| | **a) Qualität** |
| | *Es stehen ausreichend Übernachtungsmöglichkeiten für Eltern zur Verfügung.* |
| Interaktionsebene | **b) Standard** |
| | *Allen Eltern wird das Angebot der Übernachtung gemacht.* |
| | **c) Kriterium** |
| | *Pflegepersonal hat den Überblick über vorhandene Elternbetten oder organisiert sie.* |
| | |
| | **2. Orientierung des Kindes auf der Station** |
| | *Kind weiß, wo Malzeug zu finden ist.* |
| | **a) Qualität** |
| | *Kinder finden sich auf der Station zurecht.* |
| | **b) Standard** |
| | *Kindern wird je nach Gesundheitszustand die Station vorgestellt.* |
| | **c) Kriterium** |

| | |
|---|---|
| | *Verantwortliche Pflegekraft verschafft sich einen Überblick über das Orientierungsvermögen des Kindes auf der Station.* |

**3. Keine Bewegungseinschränkung des Kindes auf der Station**
*Kind würde gerne mit anderen Kindern außerhalb seines Zimmers spielen.*

**a) Qualität**
*Kinder können außerhalb ihres Zimmers mit anderen Kindern spielen, sofern sie es möchten.*

**b) Standard**
*Kindern wird das Angebot unterbreitet, sich auch außerhalb ihres Zimmers mit anderen Kindern aufhalten zu dürfen.*

**c) Kriterium**
*Verantwortliche Pflegekraft weiß, wo das Kind sich befindet und macht ihm ggf. den Vorschlag woanders spielen zu können.*

**4. Kenntnis des Kindes über wichtige Einrichtungsgegenstände des Zimmers**
*Kind weiß, wo das Licht am Nachtschrank an und ausgeht.*

**a) Qualität**
*Kind weiß über wichtige Einrichtungsgegenstände des Zimmers Bescheid.*

**b) Standard**
*Dem Kind wird bei Aufnahme auf die Station und dem Gesundheitszustand entsprechend das wichtigste Inventar erklärt.*

**c) Kriterium**
*Verantwortliche Pflegekraft verschafft sich einen Überblick über den Kenntnisstand des Kindes über die entsprechenden Einrichtungsgegenstände.*

**5. Umgang der Bezugspflegekraft von Ängsten und Sorgen des Kindes**
*Pflegekraft weiß auf die Ängste des Kindes beim Verbandswechsel des i.v.-Zugangs adäquat zu reagieren und ihm diese zu nehmen.*

**a) Qualität**
*Kind fühlt sich mit Sorgen und Ängsten über Behandlung und Therapie bei der Bezugspflegekraft aufgehoben.*

**b) Standard**
*Pflegekraft erkennt Sorgen und Ängste und geht mit adäquaten Erklärungen darauf ein.*

**c) Kriterium**
*Pflegekraft beobachtet kindliches Verhalten bei Verbandswechsel, Behandlungen, Therapien, etc. um Ängste und Sorgen rechtzeitig zu erkennen.*

Interaktionsebene

**Ergebnis**

Heilungs-resultat

**1. Einbeziehung des Kindes in den eigenen Genesungsprozess**
*Kind soll reichlich trinken, trinkt gereichtes Mineralwasser aber nur mit Widerwillen oder gar nicht.*

**a) Qualität**
*Eltern und Kind sind über die Krankheit informiert und beteiligen sich aktiv am Genesungsprozess.*

**b) Standard**

| | |
|---|---|
| Heilungs-resultat | *Eltern und Kind werden über entsprechende Maßnahmen durch Ärzte und Pflegekraft informiert und angehalten diese umzusetzen. Auf die Bedürfnisse des Kindes (z.B. abwechslungsreiche, kindgerechte Getränke) wird dabei eingegangen.*<br>**c) Kriterium**<br>*Pflegepersonal überprüft 1x/Schicht ob die vorgeschlagenen Maßnahmen durchgeführt werden.* |

### 9.1.9. Nicht klassifizierbare und eliminierte Kriterien:

- Mutter zieht es vor, zuhause zu duschen → Mutter begründet dies nicht näher; daher besteht kein verbesserungswürdiger Ansatz

## 9.1.10 Reduktionsschritte
### Eltern aus Beobachtung I

| Thematischer Verlauf | Textstelle | 1. Reduktion | 2. Reduktion |
|---|---|---|---|
| **Persönliche Empfin-dungen** | -Vater will gehen. - Kind sagt: „Aber ich möchte doch noch ein Bild malen." - Vater sagt: „Aber ich komme doch bald mit Oma wieder." - Kind fragt: „Wie lange dauert das?" - Vater antwortet: „In zwei Stunden bin ich wieder da." - Kind sagt: „Dann male ich das Bild ganz, ganz schnell." <br> - Vater zieht die Jacke an und geht zur Tür. Kind malt nicht mehr und schaut hin und her. (Z. 70) <br> - Vater sagt: „Könnt Ihr ja noch einen Mittagsschlaf machen." - Mutter entgegnet: „Wie denn, mit der Keule?" - beide lachen (Z. 77) <br> - Mutter sagt dem telefonischen Gegenüber: „Wir können sie doch nicht die ganze Zeit alleine lassen." (Z. 69) | - Vater steht zeitlich unter Druck <br> - Mutter macht einen sehr müden Eindruck | **Vertrauen in gute Versorgung der Kinder durch das Pflegepersonal in Abwesenheit der Eltern** |
| **Umgebung** | - Mutter bittet Vater, der im Begriff ist, das Krankenhaus zu verlassen, eine Weihnachtstischdecke mitzubringen (Z. 31) <br> - Mutter sagt zur Tochter: „Nicht so laut!" (Z. 54) <br> - Mutter sagt: „Bring' Sagrotantücher von Schlecker mit", gähnt. (S. 75) <br> - Mutter sagt ins Telefon: „Ich dusche gleich zuhause, ist hier nicht so dolle." (Z. | - Mutter möchte Zimmer etwas weihnachtlicher gestalten <br> - Mutter sieht die Notwendigkeit der Rücksichtnahme auf andere Patienten und deren Eltern <br> - Mutter empfindet Umgebung oder Teile daraus als unsauber <br> - Mutter vermeidet das Duschen im Krankenhaus | **Jahreszeitliche Gestaltung der Zimmer** <br> **Vertraut-Machen der Eltern mit den Regeln der Station** |

| | 92) | |
|---|---|---|
| **Inventar** | - Kind sagt: „Ich suche einen passenden Stift." Mutter sagt: „So dolle ist das hier nicht mit den Stiften". (Z. 37) | - Mutter findet die Malstifte nicht gut | **Malstifte** |
| **Organisationsablauf** | - Mutter spricht ins Telefon: „Hat mir bisher noch keiner erklärt, mit dem Vertrag vom Krankenhaus." (Z. 39) | - Mutter vermisst bessere Aufklärung zum Krankenhausvertrag | **Klärung von organisatorischen und vertraglichen Fragen** |
| **Personal** | - Sie [Kinderkrankenschwester] wendet sich an die Mutter und sagt: „Sie können ruhig weiter telefonieren! (Z. 103) <br> - Mutter antwortet spontan, dass dem Mädchen die Betreuung durch die Kinderkrankenschwestern sehr gut gefällt. (Z. 147) | - Mutter soll sich von anwesender Kinderkrankenschwester nicht gestört fühlen <br> - Mutter lobt die Betreuung des Kindes durch die Kinderkrankenschwestern | **Wissen um das Verhalten der Eltern bei im Zimmer anwesender Pflegekraft** <br> **Qualität der Betreuung der Kinder durch Pflegepersonal** |
| **Essen** | - Vater meint recht spontan, dass dem Mädchen das Mittagessen überhaupt nicht geschmeckt hätte. (Z. 141) <br> - Des weiteren sagt die Mutter, dass das Mädchen beim Essen ein wenig mäkelig gewesen sei. (Z. 153) | - Vater und Mutter registrieren gleichermaßen, dass dem Kind dass Essen nicht geschmeckt hätte | **Appetitlichkeit des Essens** |
| **Behandlung** | - Mutter meint, dass dem Kind der Zugang im Arm manchmal weh tut. Man hätte ihn besser am linken Arm machen sollen, damit das Kind - es ist Rechtshänder - mit der rechten Hand nicht zu eingeschränkt sei. (Z. 152) | - Mutter hätte den intravenösen Zugang lieber im linken Arm gesehen (Mädchen ist Rechtshänderin) | **5. Legen eines intravenösen Zuganges in weniger aktivere Hand/Arm** |
| **Allgemeine Umstände** | - Am meisten fehle dem Kind das freie Spielen. Es bewege sich sehr gerne und sei auf der Station sehr eingeschränkt. | - Mutter bemängelt die Einschränkungen des Kindes hervorgerufen durch Station und Infusion | **Anpassung des kindlichen Verhaltens bei Genesung an die Regeln der Station** |

## Mädchen aus Beobachtung I

| | Außerdem sei ihm oft langweilig. (Z. 158) | Mutter registriert, dass dem Kind oft langweilig ist | |
|---|---|---|---|
| **Thematischer Verlauf** | **Textstelle** | **1. Reduktion** | **2. Reduktion** |
| **Persönliche Empfindungen** | - Kind malt weiter und summt dabei eine Melodie. (Z. 122)<br>- Alles war schön. (Z. 161)<br>- Kind hört auf zu malen und schaut zur Mutter, als diese dem telefonischen Gegenüber den Tagesablauf des Krankenhauses schildert (Z. 41)<br>- Das Malen. (Z. 160) | - Mädchen macht äußerlich einen recht zufriedenen Eindruck<br>- hat sich von der Krankheit weitestgehend erholt<br>- Kind beobachtet seine Umgebung sehr wach, ist interessiert an den Interaktionen<br>- Mädchen freut sich, dass es malen kann | **Bereitstellen von Malzeug** |
| **Umgebung** | - Tochter schmiegt sich an die Mutter (Z. 29)<br>- Mutter Tochter: „Mal doch etwas!" (Z. 32)<br>- Kind sagt: „Ja, ich male etwas.", geht alleine in das Spielzimmer und kommt nach kurzer Zeit mit Malstiften wieder (Z. 34)<br>- auf dem Flur hört man Kinder lachen. - Das Kind sagt: „Die spielen ja auch da!" (Z. 130) | - Mädchen fühlt sich in der Nähe der Mutter sehr wohl<br>- Kind findet sich auf der Station zurecht: geht selbstständig ins Spielzimmer um Stifte zu holen<br>- Mädchen würde gerne das Zimmer verlassen, um mit den andern Kindern auf dem Flur zu kommunizieren | **Möglichkeit der Übernachtung für Eltern**<br>**Orientierung des Kindes auf der Station**<br>**Keine Bewegungseinschränkung des Kindes auf der Station** |
| **Inventar** | Pflegekraft fragt: „Brauchst du Licht?" - Will das Licht anmachen, Kind sagt: „Ich weiß schon, wie das geht." - Macht das Licht an. (Z. 120) | - Kind kennt sich mit den Gerätschaften des Zimmers aus und kann diese bedienen | **Kenntnis des Kindes über wichtige Einrichtungsgegenstände des Zimmers** |

| | | | Umgang der Bezugspflegekraft von Ängsten und Sorgen des Kindes |
|---|---|---|---|
| **Personal** | - Kinderkrankenschwester sagt: „So, jetzt messen wir Fieber." - Kind lacht und sagt: „Ach so, dass schon schon wieder." - Pflegekraft misst die Temperatur im Ohr. Das Kind hält sein Ohr still in Richtung Thermometer. - Pflegekraft schaut auf das Thermometer und sagt: „37,2, das geht ja voran!" (Z. 101) - Pflegekraft sagt: „So, jetzt schaue ich nach dem Tropf." - „Wickelt die Mullbinde ab und fragt: „Tut das weh?" - Kind sagt: „Was guckst du?" - Kinderkrankenschwester sagt: „Ich schaue, ob es rot ist." - Kind sagt: „Ist schon rot." - Pflegekraft sagt: „Ja, da, ein bisschen. Das ist das Blut, das ist nicht schlimm. Das haben wir – schwups - mit dem roten Stöpsel zugemacht." - Pflegekraft nimmt eine neue Binde und wickelt sie über den Zugang. - Kind sagt: „Jetzt krieg ich ´nen neuen." - Pflegekraft sagt: „Ja, jeden Tag bekommst du einen neuen." - Lacht. - Kind lacht auch. (Z. 104) - Kinderkrankenschwester sagt: „Das ist ein schönes Bild, das du malst. Wenn du möchtest, dann kannst du für uns auch ein Bild malen. Das hängen wir dann auf. Hier hängen schon viele Bilder von den Kindern." (Z. 112) | - Mädchen tritt den Interaktionen mit der Pflegekraft und lässt sich durch Antworten auf Fragen beruhigen<br>- Mädchen verliert auf Erklärungen der Pflegekraft seine Ängste<br>- Kind lässt sich von Pflegekraft zu Aktivitäten animieren | |
| **Behandlung** | - Kind ruft: „Autsch." - Es schaut zur Mutter und zeigt auf die rechte Ellenbeuge; Mutter sagt Beobachter, dass dort der intravenöse Zugang liegt (Z. 44) | - Kind beklagt sich mehrmals über Schmerzen beim Bewegen des rechten Armes<br>- Mädchen erinnert sich noch im- | **Einbeziehung des Kindes in den eigenen Genesungsprozess** |

| | |
|---|---|
| Mutter sagt zur Tochter: „Ja, tut weh."<br>- Mutter regt Kind zum Trinken an. - Kind nimmt Becher, ruft „Autsch", schaut zur Mutter und zeigt auf den i.v.-Zugang (Z. 90)<br>- Kind zeigt auf das Pflaster auf dem rechten Handrücken, unter dem sich der i.v.-Zugang verbirgt. (Z. 127) | mer an erfolglose Punktion der rechten Hand<br>- Mädchen soll viel trinken, trinkt aber nur widerwillig oder gar nicht |

## 9.2. Auswertung und Analyse II
**Beobachtung II**

### 9.2.1. Anwesende Personen

a) Kind = zu beobachtendes Kind
b) Mutter
c) Mutter II
d) Kind II
e) Kind III
f) Kind IV
g) Kinderkrankenschwester = für zu beobachtendes Kind verantwortliche Kinderkrankenschwester
h) Beobachter

### 9.2.2. Vorgeschichte

- sechsjähriges Mädchen mit chronischen Harnwegsinfekten zur einwöchigen stationären Aufnahme (Beobachtung und intravenöser Antibiotikagabe)
- seit einem Tag aufgenommen
- intravenöser Zugang in der rechten Hand, mit einer Mullwickel abgedeckt

### 9.2.3. Beschreibung des Umfeldes

- Mutter und Kind haben eines der größeren Zimmer, die für vier Betten ausgelegt sind
- Die Betten von Mutter und Kind sind nebeneinander geschoben
- das Spielzimmer ist etwa 22 m² groß
- es hat vier Fenster, mehrere Schränke für Spiele und Bastelsachen
- es gibt einen großen und zwei kleine Tische mit entsprechend großen und kleinen Stühlen, Standort: vom Eingang aus gesehen links am Fenster
- rechts davon befindet sich eine Krabbelecke
- am linken Fenster liegen mehrere Stapel Kinderbücher
- das Zimmer ist bunt und mit vielen Bildern kleiner Patienten geschmückt
- die Tür ist offen, und so ist das Zimmer für jedermann einsehbar
- das zu beobachtende Kind sitzt von der Tür aus gesehen am linken Fenster, die Mutter ihm gegenüber
- in der Krabbelecke befindet sich ein etwa zehn Monate alter Säugling (Kind II), von seiner Mutter (Mutter II) betreut
- der Beobachter sitzt in der anderen Ecke des Zimmers

### 9.2.4. Aktion und Interaktion der Teilnehmer

- Beginn der Beobachtung: 14:00 Uhr
- das zu beobachtende Kind (im folgenden: „Kind I") sitzt gemeinsam mit seiner Mutter (im folgenden: „ Mutter I") am Tisch des Spielzimmers und bastelt an einem Puzzle
- aus Rücksicht auf ein schlafendes Kleinkind halten sich Mutter und Tochter im Spielzimmer auf
- Kind ist während des Puzzles sehr unruhig; wechselt oft die Position
- Mutter I sagt: „Ich bin ein bisschen müde; ich gehe eine rauchen." - Und zum Kind I: „Die andere Mama passt auf dich auf." - Mutter I geht.
- Kind I unterhält sich angeregt mit Mutter II über das Puzzlespiel. - Mutter II sitzt zwischen Kind I und ihrem eigenen Kind (Kind II) und versucht dem Puzzlespiel zu folgen, während sie sich um ihr eigenes Kind kümmert. Mit dem zu beobachtenden Kind I unterhält sie sich über das Spiel, während sie ihrem eigenen Kind fortwährend „Schni – Schna – Schnappi" zu singt.
- Mutter I kommt nach 2 Minuten mit Zigaretten und Feuerzeug wieder und verabschiedet sich vom Kind I: „Du bist ja immer noch nicht weiter. (Bezieht sich dabei auf das Puzzlespiel) Ich komme gleich wieder."
- Kind I singt und fragt Beobachter um Hilfe. Beobachter steht auf und geht zum Kind I und gibt einige Tipps zum Puzzle. Dabei fällt dem Beobachter auf, dass unvollständige Spiele zusammen im gleichen Karton liegen.
- Mutter II hilft auch, während sie ihr eigenes Kind im Auge behält. - Kind II spielt mit einem aufgeblasenen Latex-Handschuh.
- Kind I schaut zu mir und lächelt.
- Eine große weibliche Patienten (Kind III) betritt das Spielzimmer und geht zu Kind II. Kind II, welches sich durch Gebrabbel artikuliert. - Kind III unterhält sich mit Mutter II über Kind II. - Zwei Krankenträger kommen in das Spielzimmer, begrüßen Kind III. Es folgt ihnen aus dem Spielzimmer zum Ausgang der Station.

- Kind I langweilt sich und fängt an, das Bild von einem Puzzleteil abzuziehen.
- zum Beobachter gewandt, sagt Kind I: "Mama ist schon wieder weggegangen." - In diesem Augenblick (etwa fünf Minuten nach Verlassen) betritt Mutter I das Spielzimmer. - Kind I sagt zu Mutter I: „Du wolltest doch eine Schildkröte malen!" - Mutter I: „Ist anstrengend? Magst du nicht mehr?" - Kind I: „Gehen wir raus?" - Mutter I: „Willst du raus gehen?" – [Auf Nachfrage des Beobachters sagt Kind, dass es draußen Spazieren gehen möchte.] - Kind I beginnt mit Beobachter per Blickkontakt Verstecken zu spielen. - Mutter I regt Kind I zum Spielen mit dem Puzzle an. – Mutter zu I Mutter II: „Ist auch zu schwer für sie." - Kind I umarmt Mutter I unter sagt: „Wir sind gut!" - Mutter II entgegnet: „Ja, ja: Wir..." - Mutter I: „Eine Anemone!" – Kind I: „Anemone?"
- Kind II läuft die Nase.
- Kind I haut mit der rechten Faust auf den Tisch. (Intravenöser Zugang liegt in der rechten Hand) - Kind I zeigt bei dieser Handlung keinen Schmerz.
- Schwester kommt in Spielzimmer, begrüßt die Anwesenden, geht zu Kind I und sagt: „So, jetzt müssen wir mal deinen Verband wechseln." Beginnt mit einer Verbands die um die rechte Hand gewickelte Mullbinde zu durch trennen. - Kind I sagt: „Boh, ist die groß." [Kind zeigt auf die Schere] – „Ja", sagt Schwester, „groß und gefährlich. Und du weißt ja: „Messer, Gabel, Schere, Licht...""" – „Kind I ergänzt: „...ist für kleine Kinder nicht." Lacht strahlend in Richtung des Beobachters. - Mullbinde ist nun abgewickelt, und Kind I bekommt einen ängstlichen Blick beim Anblick des Zugangs. - Schwester schaut Kind I an und sagt: „Du brauchst keine Angst zu haben; da ist nur ein ganz kleiner Schlauch sind." – Kind I ruft aufgeregt: „Mama, und die Nadel ist raus!" - Mutter I fragt nach: „Ach, da ist gar keine Nadel mehr drin?" – Schwester: „Nein, die Nadel wird nach dem legen des Zuganges sofort entfernt. – Kind I: „Kann ich morgen, äh, Montag aus dem Krankenhaus? Dann fahre ich wieder nach Hause." – Schwester: „Das werden wir Montag sehen." – Mutter I sagt: „Na, jetzt sind wir erst einmal hier, und ich bin ja bei Dir." - An die Schwester gerichtet sagt Mutter I: „Das war ja auch gar nicht so einfach mit dem Hier bleiben. Erst wollten die Schwestern das gar nicht, weil kein Platz war." - Ohne, dass die Schwester auf das Thema in geht, verabschiedet sie sich: „Tschüss." - Mutter I und Kind I sagen: „Tschüss."
- Kind I geht zu Kind II in den Krabbelkreis. Es sieht Kind II mit dem Latex-Handschuh spielen und verlässt wortlos das Spielzimmer Richtung eigenem Zimmer. - Beobachter folgt. - Es geht in das Bad des Zimmers und beginnt in Schubladen und Fächern zu suchen. - Beobachter fragt: „Was suchst du denn?" – Kind I antwortet: „Einen Handschuh!" – Mutter I kommt ins Zimmer, geht ins Bad und stellt die gleiche Frage. Das Kind antwortet, und beide suchen jetzt einen Latex-Handschuh. - Als die Mutter einen gefunden hat, gibt sie in dem Kind. - Das Kind verlässt das eigene Zimmer, geht vorsichtig am Ärztezimmer vorbei, den Handschuh auf dem Rücken versteckt. - Die Ärzte unterbrechen ihr Gespräch und schauen dem Kind nach.
- Kind I kommt mit dem Handschuh im Spielzimmer an. Die Mutter lacht und erklärt Mutter II, dass das Kind viel zu auffällig an den Ärzten vorbeigegangen sei und deshalb zum „Klauen" nicht geeignet sein. - Beide Mütter lachen. - Kind I setzt sich zu Kind II in den Krabbelkreis, und beide Spiele jetzt mit ihrem Handschuh, die zu einem Ballon aufgeblasen sind.
- Kind I läuft wieder barfuss aus dem Spielzimmer und kommt nach kurzer Zeit mit einem Plastikauto zurück. Daran versucht es den aufgeblasenen Handschuh zu befestigen. - Es ist ein Rennauto, das sich durch einen aufgeblasenen Luftballon, der am Hinterteil des Autos befestigt wird, fortbewegt. – Mutter I sagt: „Das geht mit dem Handschuh nicht, die Öffnung ist zu groß für das Auto. Das muss ein Luftballon mit einer kleinen Öffnung sein. - Das Kind lässt den Handschuh los und lässt den für das Rennauto vorgesehenen Ballons auf, befestigt ihn am Rennauto, geht auf den Flur und lässt das Rennauto über den Flur fahren. Mutter I und Mutter II (mit Kind II) auf dem Arm kommen

hinterher um das Spiel anzuschauen. - Das Auto saust mit einem lauten Pfeifen über den Flur. - Kind I lacht laut auf, während es auf dem Fußboden sitzt. - Das Spiel wiederholt sich dreimal.

- Nach dem dritten Lauf geht Kind I zurück in das Spielzimmer und räumt das
115    Puzzle in den Karton. Mutter I will es in das Regal räumen und sucht etwas nach einem geeigneten Platz. Kind I zeigt ihm den dafür vorgesehenen Platz.

- Mutter I hat eine Kinderzeitschrift mitgebracht. – Kind I schaut und fragt: „Kann man die ausmalen?" - Haut mit der rechten Hand (intravenöser Zugang) auf die Zeitschrift. – Mutter I sagt: „Einige Sachen lassen sich ausma-
120    len." – Kind schaut zum Beobachter und zeigt ihm die rechte Hand und sagt: „Da ist gar keine Nadel drin!" - Beobachter gesagt: „Das ist schön, dann tut die Hand bestimmt auch nicht so weh." - Beobachter wendet sich an Mutter I: „Ist Ihr Kind Rechts- oder Linkshänder?" - Die Mutter antwortet: „ Rechtshänder."

125    - Ein etwa neunjähriges Kind (Kind IV) betritt das Spielzimmer. Es bleibt bei einem Säuglingsspielzeug stehen, betrachtet es und setzt sich auf den Fußboden. Dort beginnt es mit dem Spielzeug zu spielen. – Nach zwei Minuten steht es auf und geht zum Tisch. Dort bleibt es stehen. Mutter I und Kind I schenken ihm keine Beachtung, während sie ein Rätsel in der Zeitschrift lö-
130    sen. - Kind IV artikuliert sich und gibt Tipps zur Lösung des Rätsels. Dabei zeigt es mit der rechten Hand auf eine Lösung. - Die rechte Hand ist mit einer Mullbinde zu gewickelt, unter der ein intravenöser Zugang zu liegen scheint. - Beobachter fragt: „Welches ist denn deine starke Hand?" - Kind IV antwortet: „Die rechte Hand."

135    - Mutter II geht zu Kind II und wischt ihm die Nase ab. Das Kind erwidert das Nase säubern mit einem Schrei.

- Zu Ende der Beobachtung bemerkt der Beobachter, dass das Kind trotz Harnwegsinfekt weder von Mutter noch von Schwester zum Trinken angehalten wurde.
140    - Ende der Beobachtung: 15:00 Uhr

### 9.2.5. Interviews

a. Das Interview mit dem Kind schließt sich unmittelbar an die Beobachtung an. Der Beobachter fragt die Mutter, ob er mit dem Kind auf den Flur gehen könnte.
145    Die Mutter erklärt sich einverstanden. Der Beobachter fragt das Kind, ob es mit auf den Flur käme, um ein paar Fragen zu beantworten. Das Kind nickt und folgt dem Beobachter auf den Flur.
1. Das Zimmer und die Luftballons hätten ihm am meisten gefallen.
2. Das Mittagessen: Der Milchreis hätte ihm nicht geschmeckt, der war so an-
150    ders.
3. Zuhause.

b. Beobachter und Kind gehen zurück in das Spielzimmer. Das Interview mit der Mutter schließt sich unmittelbar an die Befragung des Kindes an. Dies geschieht
155    im Spielzimmer.

1. Das beide (Mutter und Kind) so viel Zeit füreinander hätten. Das hätten sie sonst durch die Berufstätigkeit nicht.
2. Das Anziehen. Aber das läge nicht am intravenösen Zugang; es würde immer
160    „Theater" beim Anziehen machen.
3. Die Bewegung würde ihm am meisten fehlen. Es bewege sich gerne, und das sei auf der Station nicht gut möglich. Außerdem möge es nicht, dass es immer leise sein müsste und dazu von der Mutter immer angehalten wird. - Die Mutter fügt hinzu, dass sie (Mutter) das Spielzimmer nicht schön fände. Alle
165    Spiele seien durcheinander, so wie das eben genutzte Puzzle.

### 9.2.6 Eindrücke des Beobachters

**a. die Mutter**

170 Die Mutter ist der Forschungssituation gegenüber hoffen und freundlich einge-
stellt. Mutter und Kind pflegen ein herzliches und inniges Verhältnis. Man merkt,
dass das Kind die Anwesenheit und ungeteilte Aufmerksamkeit der Mutter genießt. Mutter und Kind sind in ständigem Austausch. Zu keiner Zeit wirkt die Mutter dem Kind gegenüber ungeduldig.

175 Schon nach wenigen Minuten sucht die Mutter eine kurze Pause vom Alltagsge-
schehen der Station. Dem Beobachter gegenüber erklärt sie, dass die Mutter des
kleineren Kindes (Mutter II) in solchen Situationen gerne auf Ihr Kind aufpasst.
Beide Mütter Pflegenden auf dieser Ebene ein gutes Verhältnis miteinander.

Im Laufe der Beobachtung macht die Mutter des zu beobachtenden Kindes einen
180 recht müden Eindruck. Nur mit Mühe gelingt es ihr das Kind zum Spielen anzuregen um so beiden die Zeit zu vertreiben.

Nur sehr wenige Male artikuliert die Mutter Unzufriedenheit in Bezug auf das
Krankenhaus. So bemängelt sie, dass die Spiele der Station ungeordnet sind und
viele Teile fehlen.

185 Obschon das Kind unter einem Harnwegsinfekt leidet, wird hier kein einziges Mal
auf die Notwendigkeit der Flüssigkeitszufuhr hingewiesen.

Ein Vater oder andere Familienmitglieder sind nicht im Gespräch, so dass die
Mutter auf sich allein gestellt zu sein scheint. Dies kann aber nicht mit eindeutiger
Sicherheit belegt werden.

190 Insgesamt machen Mutter und Kind den Eindruck, als lebten sie in einem recht
harmonischen, familiären Verhältnis. Diese gute Basis lässt sie über den
manchmal langweiligen Stationsalltag hinweg kommen.

**b. das Kind**

195 Das Kind ist ein sehr herzliches Wesen, das immer zu strahlt und sich über viele
kleine Dinge freuen kann. Es genießt die Momente, in denen es mit der Mutter
alleine ist. Die beschwerlichen Tage der Infektion mit Fieberschub sind überstan-
den. Daher gibt sich das Kind genauso, als sei es völlig genesen. Nicht mal die
Infusion an der rechten Hand bereitet ihm Schmerzen. Allerdings macht der Mo-
200 ment nachdenklich, in dem das Kind feststellt, dass der intravenöse Zugang lediglich aus einem kleinen Schlauch und nicht aus einer Nadel besteht. Die Erleichterung ist groß, als ihm die Schwester das erklärt. Während der Beobachtung kommt das Kind dem Beobachter gegenüber noch einmal darauf zurück.

Das Kind ist sehr bewegungsfreudig. Daher bewegt es sich auch auf dem Stuhl
205 ständig hin und her. Auf den Weg zum Zimmer läuft es viel, und auch auf dem
Flur geht es seinem Bewegungsdrang nach. Auf seine Frage, ob die Mutter mit
ihm rausgeht, bekommt es nur eine Gegenfrage, mit der die Mutter aber auf die
Frage des Kindes überhaupt nicht eingeht.

Nach einer Stunde überwog der Eindruck des Beobachters, dass das Kind sich
210 auf der Station eingelebt hatte und gerne hier war.

Auf die Frage des Beobachters, welches die „stärkere" Hand des Kindes sei,
zeigt das Kind auf die rechte Hand. Die Mutter bestätigt, dass das Kind Rechtshänder ist.

### 9.2.7. Zusammenfassung II und 1. Reduktionsschritt

**Mutter**

| Thema | Angenehme Empfindung | Unangenehme Empfindung |
|---|---|---|
| Persönliche Empfindungen | - Mutter findet gut, dass sie auf der Station so viel Zeit für das Kind hätte | - Mutter gähnt viel, zeigt Konzentrationsschwierigkeiten beim Spiel mit dem Kind und macht so einen sehr müden Eindruck |
| Umgebung | | - Mutter weiß, dass ihrem Kind die Bewegung sehr fehle<br>- Mutter bemerkt, dass das Kind nicht gut findet immer leise sein zu müssen |
| Inventar | | - Mutter sagt, dass die Spiele des Spielzimmers unvollständig seien<br>- Mutter findet Spielzimmer nicht so schön |
| Organisationsablauf | | |
| Personal | | |
| Essen | | |
| Behandlung | | |
| Allgemeine Umstände | - Mutter hat eine andere Mutter gefunden, mit der sie sich die Aufsicht über die beiden Kinder hin und wieder teilt | |

**Kind**

| Thema | Angenehme Empfindung | Unangenehme Empfindung |
|---|---|---|
| Persönliche Empfindungen | - Mutter gibt Tochter das Gefühl in ihrer Nähe zu sein | - Kind fehlt die Nähe der Mutter auch über sehr kurze Momente |
| Umgebung | | - Mädchen ist beim Spielen sehr unruhig<br>- Kind möchte mit der Mutter nicht mehr im Spielzimmer sondern lieber draußen sein<br>- aufgrund der Enge im Spielzimmer nutzt das Kind den Flur der Station für sein Rennauto |
| Essen | | - Kind mochte den Milchreis nicht |
| Behandlung | - Schwester bezieht Kind spielerisch in den Verbandswechsel ein – Kind geht darauf ein und lässt | - Kind ist erleichtert, dass keine Nadel sondern nur ein kleiner Schlauch in der Hand |

| | sich von der positiven Grundstimmung der Schwester anstecken<br>- Kind schaut während des Verbandswechsels ängstlich auf frei liegenden i.v.-Zugang, was von der Schwester bemerkt wird; Schwester kann Kind beruhigen<br>- Schwester erklärt, dass Kind keine Nadel in der Hand hat und trägt so dazu bei dem Kind die Angst vor dem i.v.-Zugang zu nehmen | verblieben ist |
|---|---|---|
| **Allgemeine Umstände** | | |

### 9.2.8. Explikation mit Überprüfung auf Veränderungsmöglichkeit nach Donabedian

**Mutter**

| Thema | Fragebogenrelevanter Zustand |
|---|---|
| **Struktur** | |
| Vorgefundene Infrastruktur | **1. Angebote im Spielzimmer**<br>*Mutter bemängelt Unvollständigkeit der Spiele.*<br>**a) Qualität**<br>*Spiele sind vollständig.*<br>**b) Standard**<br>*Unvollständige Spiele werden vervollständigt, entsorgt oder verbleibende Spielteile in einer Sammelkiste deponiert.*<br>**c) Kriterium**<br>*Erzieherin überprüft 14tägig bis monatlich alle Spiele auf Vollständigkeit.*<br><br>**2. Gestaltung des Spielzimmers**<br>*Mutter findet Spielzimmer nicht schön, ohne weitere Angaben zu machen.*<br>**a) Qualität**<br>*Spielzimmer ist dem allgemeinen Geschmack der meisten Kinder und Angehörigen angepasst.*<br>**b) Standard**<br>*Erzieherin gestaltet das Spielzimmer regelmäßig um.*<br>**c) Kriterium**<br>*Erzieherin befragt Kinder und Eltern in ihr dafür angemessenen Zeiträumen.* |
| **Prozess** | **1. Vertrauen in gute Versorgung der Kinder durch das Pflegepersonal in Abwesenheit der Eltern**<br>*Mutter ist müde und kann sich auf das Spiel mit dem Kind nicht konzentrieren.*<br>**a) Qualität** |

| | |
|---|---|
| | Eltern wissen, dass sie ihr Kind alleine auf der Station lassen können, weil es dort adäquat versorgt wird.<br>**b) Standard**<br>- Bei Aufnahme werden Eltern über diese Möglichkeit unterrichtet.<br>- Zu Schichtbeginn stellt sich zuständige Pflegekraft vor und unterbreitet Eltern das Angebot nach Hause fahren zu können.<br>**b) Kriterium**<br>Zuständige Pflegekraft macht sich 1x/Schicht ein Bild vom aktuellen Befinden der Eltern und dokumentiert diesen. |
| | **2. Vertraut-Machen der Eltern mit den Regeln der Station**<br>Mutter ist mit den Spielregeln der Station nicht vertraut und mahnt Kind vorsichtshalber zur Ruhe.<br>**a) Qualität**<br>Mutter ist mit Regeln der Station vertraut und kann so das Kind auch mal lauter spielen lassen.<br>**b) Standard**<br>Mutter wird eine Stationsordnung ausgehändigt, die sie unter Berücksichtigung besonderer Umstände anzuwenden versteht.<br>**c) Kriterium**<br>Pflegepersonal und Erzieherin achten sowohl auf Einhaltung der Stationsordnung als auch auf angemessene Spielzeiten der Kinder. |
| Interaktionsebene | **3. Bewegung des Kindes**<br>Mutter bemerkt, dass dem Kind die sonst recht viele Bewegung fehlt.<br>**a) Qualität**<br>Kinder bewegen sich nach englischen Rahmenempfehlungen (Dep. of Health) 90 Minuten/Tag, entsprechend ihrer gesundheitlichen Verfassung.<br>**b) Standard**<br>Allen Kindern wird die Möglichkeit der ausreichenden Bewegung (Spaziergang etc.) täglich eingeräumt. Dies wird durch begleitende Eltern oder Personal der Station durchgeführt.<br>**c) Kriterium**<br>Ärzte/Pflegepersonal klären Eltern zur Aufnahme über Maßnahme auf und regen Kinder bzw. Eltern täglich dazu an. |
| | **4. Übernahme von Aufgaben durch andere Mütter**<br>Mutter teilt sich mit anderer Mutter die Aufsicht über die Kinder.<br>**a) Qualität**<br>Mütter teilen sich die Begleitung der Kinder zeitweilig.<br>**b) Standard**<br>Mütter lernen sich kennen, sprechen sich bei der Aufsicht der Kinder ab und entlasten sich so gegenseitig.<br>**c) Kriterium**<br>Pflegekraft macht Mütter miteinander bekannt und schlägt ihnen die Möglichkeit einer zeitweiligen Arbeitsteilung vor. |
| **Ergebnis** | **1. Einbeziehung von Eltern und Kind zur aktiven Beeinflussung des Genesungsprozesses**<br>Kind wurde während der Beobachtung weder von Mutter noch von |

| | Schwester zum Trinken angehalten. |
|---|---|
| Heilungsresultat | **a) Qualität**<br>*Eltern und Kind sind über die Krankheit informiert, wissen, wie sie sich aktiv am Genesungsprozess beteiligen können und*<br>**b) Standard**<br>*Eltern und Kind führen ärztliche und pflegerische Maßnahmen durch, die den Genesungsprozess unterstützen.*<br>**c) Kriterium**<br>*Pflegepersonal überprüft 1x/Schicht ob die vorgeschlagenen Maßnahmen durchgeführt werden.* |

**Kind**

| Kind | Fragebogenrelevanter Zustand |
|---|---|
| **Struktur** | |
| Vorgefundene Infrastruktur | **1. Bewegungsfläche auf der Station**<br>*Kind empfindet das Spielzimmer als zu klein und geht daher auf dem Flur mit seinem Auto spielen.*<br>**a) Qualität**<br>*Kinder haben ausreichend große Bewegungsflächen.*<br>**b) Standard**<br>*Kinder spielen vorzugsweise im Spielzimmer, können aber auch mal auf den Flur der Station ausweichen, wenn es andere Kinder nicht stört.*<br>**c) Kriterium**<br>*Schwestern und Erzieherin haben Kinder und ihren Aktionsradius im Auge unter Berücksichtigung der aktuellen allgemeinen Gegebenheiten der Station, wie schlafende Kinder etc.*<br><br>**2. Appetitlichkeit des Essens**<br>*Kind sagt, dass ihm der Milchreis nicht geschmeckt hat.*<br>**a) Qualität**<br>*Kind ist sein Essen gerne.*<br>**b) Standard**<br>*Essen wird Bedürfnissen und Geschmack der Kinder angepasst.*<br>**c) Kriterium**<br>*Pflegepersonal fragt, ob Essen geschmeckt hat und reicht diese Mitteilung auf entsprechendem Formular (beispielsweise Essensanforderung für kommende Woche) an die Küche weiter.* |
| **Prozess** | |
| Interaktionsebene | **1. Bewegung des Kindes**<br>*Kind äußert Wunsch sich zu bewegen. [Auf Nachfrage erklärt es, dass es Spazieren gehen möchte.]*<br>**a) Qualität**<br>*Kinder bewegen sich nach englischen Rahmenempfehlungen (Dep. of Health) 90 Minuten/Tag, entsprechend ihrer gesundheitlichen Verfassung.*<br>**b) Standard**<br>*Allen Kindern wird die Möglichkeit der ausreichenden Bewegung (Spaziergang etc.) täglich eingeräumt. Dies wird durch begleitende Eltern oder Personal der Station durchgeführt.*<br>**c) Kriterium** |

| | |
|---|---|
| Interaktionsebene | *Ärzte/Pflegepersonal klären Eltern zur Aufnahme über Maßnahme auf und regen Kinder bzw. Eltern täglich dazu an.*<br><br>**2. Ängste erkennen und adäquat begegnen**<br>*Kind schaut während des Verbandswechsels ängstlich. Kinderkrankenschwester erkennt dies und geht auf Ängste des Kindes ein.*<br>**a) Qualität**<br>*Kinderkrankenschwester erkennt Ängste des Kindes und versucht dieses zu beruhigen.*<br>**b) Standard**<br>*Es wird versucht Ängste beim Kind vorzubeugen oder bestehende Ängste zu erkennen und adäquat darauf einzugehen.*<br>**c) Kriterium**<br>*Kinderkrankenschwester erkennt aus Pflegeaktivitäten bzw. Beobachtung aus der Bezugspflege Ängste beim Kind.* |
| **Ergebnis**<br><br>Heilungsresultat | **1. Einbeziehung von Eltern und Kind zur aktiven Beeinflussung des Genesungsprozesses**<br>*Kind wurde während der Beobachtung weder von Mutter noch von Schwester zum Trinken angehalten.*<br>**a) Qualität**<br>*Eltern und Kind sind über die Krankheit informiert, wissen, wie sie sich aktiv am Genesungsprozess beteiligen können und*<br>**b) Standard**<br>*Eltern und Kind führen ärztliche und pflegerische Maßnahmen durch, die den Genesungsprozess unterstützen.*<br>**c) Kriterium**<br>*Pflegepersonal überprüft 1x/Schicht ob die vorgeschlagenen Maßnahmen durchgeführt werden.* |

**9.2.9. Nicht klassifizierbare und eliminierte Kriterien:**

- Mutter findet gut, dass sie auf der Station so viel Zeit für ihr Kind hat. → Dieser angenehme Nebenaspekt des Krankenhausaufenthaltes von Mutter und Kind ist keine verbesserungsfähige Größe.

## 9.2.10. Reduktionsschritte
Mutter aus Beobachtung II

| Thematischer Verlauf | Textstelle | 1. Reduktion | 2. Reduktion |
|---|---|---|---|
| **Persönliche Empfindungen** | - Das beide (Mutter und Kind) so viel Zeit füreinander hätten. Das hätten sie sonst durch die Berufstätigkeit nicht. (Z. 157)<br>- Mutter I sagt: „Ich bin ein bisschen müde; ich gehe eine rauchen." - Und zum Kind I: „Die andere Mama passt auf dich auf." - Mutter I geht. (Z. 33) | - Mutter findet gut, dass sie auf der Station so viel Zeit für das Kind hätte<br>- Mutter gähnt viel, zeigt Konzentrationsschwierigkeiten beim Spiel mit dem Kind und macht so einen sehr müden Eindruck | |
| **Umgebung** | - Die Bewegung würde ihm am meisten fehlen. Es bewege sich gerne, und das sei auf der Station nicht gut möglich. (Z. 161)<br>- Außerdem möge es nicht, dass es immer leise sein müsste und dazu von der Mutter immer angehalten wird. (Z. 162) | - Mutter bemerkt, dass ihrem Kind die Bewegung sehr fehlt<br>- Mutter bemerkt, dass das Kind nicht gut findet immer leise sein zu müssen | **Bewegung des Kindes**<br>**Vertraut-Machen der Eltern mit den Regeln der Station** |
| **Inventar** | - Die Mutter fügt hinzu, dass sie (Mutter) das Spielzimmer nicht schön fände. Alle Spiele seien durcheinander, so wie das eben genutzte Puzzle. (Z. 164)<br>- Beobachter steht auf und geht zum Kind I und gibt einige Tipps zum Puzzle. Dabei fällt dem Beobachter auf, dass unvollständige Spiele zusammen im gleichen Karton liegen. (Z. 43) | - Mutter sagt, dass die Spiele des Spielzimmers unvollständig seien<br>- Mutter findet Spielzimmer nicht so schön | **Angebote im Spielzimmer**<br>**Gestaltung des Spielzimmers** |
| **Allgemeine Umstände** | - ...ich gehe eine rauchen." - Und zum Kind I: „Die andere Mama passt auf dich auf." - Mutter I geht. (Z. 34) | - Mutter hat eine andere Mutter gefunden, mit der sie sich die Aufsicht über die beiden Kinder hin und wieder teilt | **Vertrauen in gute Versorgung der Kinder durch das Pflegepersonal in Abwesenheit der Eltern** |

# Kind aus Beobachtung II

| Thematischer Verlauf | Textstelle | 1. Reduktion | 2. Reduktion | Übernahme von Aufgaben durch andere Mütter |
|---|---|---|---|---|
| Persönliche Empfindungen | - Mutter sagt: „Na, jetzt sind wir erst einmal hier, und ich bin ja bei Dir." (Z. 82) <br> - zum Beobachter gewandt, sagt Kind I: "Mama ist schon wieder weggegangen." (Z. 55) | - Mutter gibt Tochter das Gefühl in ihrer Nähe zu sein <br> - Kind fehlt die Nähe der Mutter auch über sehr kurze Momente | | |
| Umgebung | - Kind ist während des Puzzles sehr unruhig; wechselt oft die Position (Z. 33) <br> - Kind: „Gehen wir raus?" – Mutter: „Willst du raus gehen?" – [Auf Nachfrage des Beobachters sagt Kind, dass es draußen Spazieren gehen möchte.] (Z. 59) <br> - geht auf den Flur und lässt das Rennauto to über den Flur fahren. Mutter I und Mutter II (mit Kind II) auf dem Arm kommen hinterher um das Spiel anzuschauen. - Das Auto saust mit einem lauten Pfeifen über den Flur. - Kind I lacht laut auf, während es auf dem Fußboden sitzt. - Das Spiel wiederholt sich dreimal. (Z. 110) | - Mädchen ist beim Spielen sehr unruhig <br> - Kind möchte mit der Mutter nicht mehr im Spielzimmer sondern lieber draußen sein <br> - aufgrund der Enge im Spielzimmer nutzt das Kind den Flur der Station für sein Rennauto | Bewegungsfläche auf der Station <br><br> Bewegung des Kindes | |
| Essen | - Das Mittagessen: Der Milchreis hätte ihm nicht geschmeckt, der war so anders. (Z. 149) | - Kind mochte den Milchreis nicht | Appetitlichkeit des Essens | |
| Behandlung | - „Kind I ergänzt: „....ist für kleine Kinder nicht." Lacht strahlend in Richtung des | - Schwester bezieht Kind spielerisch in den Verbandswechsel ein – | Ängste erkennen und adäquat begegnen | |

| | |
|---|---|
| Beobachters. - Mullbinde ist nun abgewickelt, und Kind I bekommt einen ängstlichen Blick beim Anblick des Zugangs. - Schwester schaut Kind I an und sagt: „Du brauchst keine Angst zu haben; da ist nur ein ganz kleiner Schlauch sind." – Kind I ruft aufgeregt: „Mama, die Nadel ist raus!" - Mutter I fragt nach: „Ach, da ist gar keine Nadel mehr drin?" – Schwester: „Nein, die Nadel wird nach dem legen des Zuganges sofort entfernt. (Z. 73) | Kind geht darauf ein und lässt sich von der positiven Grundstimmung der Schwester anstecken<br>- Kind schaut während des Verbandswechsels ängstlich auf frei liegenden i.v.-Zugang, was von der Schwester bemerkt wird; Schwester kann Kind beruhigen<br>- Schwester erklärt, dass Kind keine Nadel in der Hand hat und trägt so dazu bei dem Kind die Angst vor dem i.v.-Zugang zu nehmen<br>- Kind ist erleichtert, dass keine Nadel sondern nur ein kleiner Schlauch in der Hand verblieben ist |

## 9.3. Beobachtung III
### 9.3.1. Anwesende Personen

Junge = zu beobachtendes Kind
Mutter
Freund der Mutter
Kinderkrankenschwester/Pflegekraft = für das Kind verantwortliche Kinderkrankenschwester

### 9.3.2. Vorgeschichte

- Neunjähriger Junge mit Zustand nach Appendektomie
- Vor drei Tagen operiert
- Kein intravenöser Zugang
- Versorgt sich größtenteils alleine (Essen holen, Essen, Toilettengänge etc.)
- Mutter kommt dreimal pro Tag für ½ bis 1 Stunde; abends kommt ihr Freund mit, der dem Jungen eine feste Bezugsperson geworden ist
- Im ersten Teil der Beobachtung sind Beobachter und Kind alleine; nach etwa einer Stunde kommt die Mutter hinzu

### 9.3.3. Beschreibung des Umfeldes

- das Zimmer ist etwa 25 m$^2$ groß und ist für vier Betten ausgerichtet
- es hat vier Fenster
- Junge liegt auf der rechten Seite direkt neben der Wand zum Badezimmer
- Badezimmer ist vom übrigen Zimmer abgetrennt, hat aber keine Tür, Vorhang o. ä.
- Kind liegt alleine im Zimmer; ein etwa gleichaltriger Junge wurde am Vormittag entlassen
- vor den Fenstern steht ein Tisch mit drei Stühlen
- die Tür ist zum Flur geschlossen, und ein Fenster ist auf Kippe geöffnet
- durch das Fenster schaut man auf eine dicht gewachsene Hecke, die sich im Abstand von drei Metern zum Fenster befindet

### 9.3.4. Aktion und Interaktion der Teilnehmer

- Beginn der Beobachtung: 16:55 Uhr
- Junge liegt auf dem Bett, auf der rechten Seite. Er hat einen Kopfhörer in der Hand, der am Telefon angeschlossen ist. Dieser Kopfhörer wird vom Jungen mal auseinander, mal zusammen gebogen. Dabei schaut er abwechselnd auf den Beobachter und dann wieder auf den Fernseher. Im Fernsehen läuft die Zeichentrickserie „Die Simpsons".
- Beobachter wird von für den Jungen zuständigen Kinderkrankenschwester vorgestellt
- Beobachter ist jetzt mit dem Kind alleine, begrüßt es, stellt sich vor und fragt nach dem Namen des Kindes
- Junge begrüßt Beobachter
- Beobachter sagt: „Ich möchte ein wenig bei dir bleiben, um zu erfahren, wie dir das Krankenhaus gefällt.
- Junger sagt: „Ich weiß, das hat mir die Schwester schon erklärt. Sie werden sich auch in eine Ecke des Raumes setzen, um mich zu beobachten."
- Beobachter: „Ja, das stimmt. Erst mal bleibe ich aber hier bei Dir sitzen, damit wir uns ein bisschen besser kennen lernen."
- Kind lächelt Beobachter an.
- Beobachter sagt: „Du weißt ja schon ziemlich genau Bescheid über das, was ich machen möchte, und wenn du Lust hast, dann kannst Du mir ja ein wenig von Deinen Erlebnissen erzählen."
- Junge: „Manchmal habe ich Angst vor der Nacht. Ich bin auch traurig, wenn meine Eltern gehen, und ich bin froh, dass der Junge nicht mehr da ist, der hier im Zimmer war. Der hat die Tür so doll geknallt, dass sie kaputt gegangen ist. Ich hatte Angst, dass die Schwester meinen, ich hätte etwas damit zu tun. Ich gehe oft auf den Flur um in Schwung zu kommen. Dann sehen die Schwestern, dass ich wieder fit bin, und dann lassen mich die Ärzte vielleicht früher gehen. Wenn ich ganz, ganz, ganz viel Glück habe, kann ich schon morgen nach Hause. Sonst übermorgen. Aber ich gehe viel, damit es nicht

mehr weh tut." – Beobachter: „Kannst Du denn gut schlafen, wenn Du keine
55 Angst hast?" – Junge: „Nicht immer."
- Junge nimmt eines seiner Kuscheltiere drückt es mit den Händen, schaut es
  an, schaut wieder zum Fernseher. Er sagt: „Die Werbung ist zu Ende."
- Er nimmt den Kopfhörer, setzt ihn über beide Ohren und schaut Fernsehen.
- Junge schaut etwa 10 Minuten Fernsehen. Er schaut dabei nicht auf den Be-
60 obachter, liegt auf dem Rücken und hält ein Kuscheltiere in der Hand.
- Beim Beginn der nächsten Werbeblocks nimmt er den Kopfhörer ab und sagt:
  „Das ist eine langweilige Werbung; die finde ich total öde."
- Beobachter: „Ich finde die auch doof."
- Sagt weiter: „Schade ist nur, dass ich hier nicht ausschlafen kann. Um sieben
65 kommen die Schwestern und wecken mich. Aber zuhause stehe ich um halb
  sechs auf. Also schlaf ich hier ein bisschen länger. Wenn ich klingle, kommen
  die Schwestern. Aber manchmal klingle ich gar nicht, und sie kommen trotzdem. An der Klingel ist eine technische Schwierigkeit. Heute kam auch ein
  Arzt und sagte, dass ich geklingelt hätte. Aber ich hatte gar nicht geklingelt.
70 Heute bin ich bis zum Bistro gelaufen!" [Er hebt den Finger und schaut mich
  an.]
- Beobachter: „Tut Deine Wunde noch sehr weh?"
- Junge: „Nein, aber beim Bistro tat sie weh. Heute musste ich die Pflaster selber abmachen. Boh, dass sah unter dem Pflaster ziemlich komisch aus. Ganz
75 schwarz. Ich glaube, morgen mach ich das nicht ab. Sah ganz komisch aus."
- Beobachter: „Wenn du das Pflaster selber machst, dann weißt du auch, wann
  es weh tut." – Junge: „Ja, aber das möchte ich nicht."
- Beobachter: „Gibt es noch andere Kinder in deinem Alter auf der Station?" -
  Junge: „Weiß ich nicht."
80 • Beobachter: „Wie findest das Spielzimmer?" – Junge: „Es geht. Da ist ein
  Spiel mit Nadeln, und das ist schon ganz kaputt. Da hat jemand mit den Nadeln immer rein gestochen, und da kann man gar nichts mehr sehen. Ich
  glaube, fünf Uhr darf man nicht mehr ins Spielzimmer. Es ist dann geschlossen. Wer die Spiele nicht richtig aufräumt, bekommt eine Strafe, oder so."
85 • Beobachter: „Ist deine Zimmertür immer zu, oder lässt du sie manchmal offen?" - Junge: „Manchmal lasse ich Sie auf. Jetzt soll sie zu bleiben." - Beobachter: " Fühlst Du Dich ohne Kinder im Zimmer manchmal alleine?" – „Wenn
  man Ruhe mag, ist das genau richtig."
- Beobachter: „Kennst Du die Erzieherin?" – Kind: „Ja, die Erzieherin kommt
90 am ersten Tag und sagt, dass man ins Spielzimmer kann." – Beobachter:
  „Kommt sie dann nicht mehr?" – Junge: „Nein, nur den ersten Tag." - Beobachter: „Wie wäre es, wenn sie jeden Tag kommen würde. Manchmal weiß
  man doch nicht, was man machen soll, und da ist es gut, wenn jemand, wie
  die Erzieherin eine Idee hat?!" – Junge: „Ich finde, es reicht einmal."
95 • Der junge schaltet den Fernseher um, setzt den Kopfhörer auf und schaut für
  etwa fünf Minuten einen anderen Zeichentrickfilm. Im Anschluss hinter den
  Kopfhörer wieder ab und sagt: „Die Lehrerin macht Schularbeiten. Dienstags
  und donnerstags kommen die Klinikclowns, aber letzten Dienstag waren sie
  gar nicht da. Ich habe auf sie gewartet, und sie kamen gar nicht."
100 • Beobachter: „Erzähl mir doch, wie dein Tagesablauf aussieht!" - Junge: „Um
  7:20 Uhr ist meine Mutter da; um acht Uhr ist meine Mutter gegangen. Dann
  habe ich Fern gesehen und ein bisschen gelesen. Mittags war meine Mutter
  wieder da. Da war die Tür schon kaputt gegangen. Dann kamen Sie."
- Beobachter: „Wie oft haben sich die Schwestern besucht?" - Junge: "Drei bis
105 viermal."

Es ist 17:20 Uhr. Der Junge wendet sich vom Beobachter ab und schaut wieder
Fern. Beobachter hat den Eindruck, dass das Kind das Interview ermüdend oder
langweilig findet und erklärt ihm, dass er sich für einen Moment in das Bistro zu-

110    rückzieht, um etwas zu essen. Der Junge erklärt dem Beobachter, wie man das Bistro kommt.

Um 18:00 Uhr betritt der Beobachter wieder das Zimmer. Der Junge sitzt im Schneidersitz auf dem Bett. Neben ihm steht auf dem Nachtschrank ein Tablett

115    mit einem Glas Saft und einem leeren Teller. Der Junge hält eine halbe Schnitte Weißbrot mit Schmierkäse in der Hand.

- Junge: „Das ist mein Lieblingskäse."
- Kinderkrankenschwester öffnet die Tür, kommt herein und sagt: „Du hast Dir

120    schon was geholt, wie ich sehe." Lacht und geht wieder.
- Junger sagt: „Ich gehe er mal eben kurz mein Essen weg bringen." - Nimmt die Einmalverpackungen und sagt: „Die kann ich auch hier weg bringen." - Nimmt das Tablett und den Teller und bringt sie zur Tür hinaus. Beim Gehen geht der Junge leicht nach vorne gebeugt. Als er wiederkommt, legt er sich

125    wieder ins Bett, setzt den Kopfhörer auf und schaut wieder Fernsehen. Während dessen erzählt er über das Essen, die Schule, Noten und dass er seinen Papa küsst.
- Plötzlich sagt er: „Boh, was sagt der denn jetzt?" - Im Fernsehen läuft eine Folge der Simpsons. Die Handlung zeigt zwei sich gegenüberstehende Figu-

130    ren, von denen eine der anderen ein langes Messer in die Brust sticht. Die Brust des Opfers färbt sich rot, und auch die Wand ist rot gefärbt. - Der Junge bewegt sich im Bett hin und her und sagt: „Boh." - Nach einem kurzen Moment sagt er: „Ab und zu weine ich auch, wenn meine Eltern gehen." - Beobachter sagt: „Das ist auch in Ordnung so, wenn deine Eltern gehen. Wenn Du

135    traurig bist, dann darfst ruhig weinen." - Junge nickt zustimmend. – Er schaut nach draußen durch das Fenster und sagt: „Ich glaube, jetzt kommen meine Eltern."
- Er schaut weiter Fernsehen. Er liegt auf dem Rücken im Bett mit dem Kopfhörer über den Ohren. Nach zehn Minuten nimmt er das Telefon und sagt:

140    „Jetzt rufe ich meine Mutter an." - Ins Telefon sagt er: „Sag Mama, dass sie sich beeilen soll. Ja. Ja. Nein. Tschüss." - Im Fernsehen ist die Folge der Simpsons zu Ende. Er sagt: „Ich gehe solange auf den Flur, bis Galileo anfängt." - Beobachter sagt: „Ja, mach das."
- Junge verlässt das Zimmer und schließt die Tür hinter sich. Beobachter ver-

145    vollständigt während einer Minute seine Aufzeichnungen, steht auf und geht auf den Flur. Der junge ist auf dem Flur und im Begriff zurück ins Zimmer zu gehen. Lacht den Beobachter an, geht ins Zimmer. Beobachter schließt die Tür. Junge legt sich auf das Bett und versucht von dort das Telefon zu bedienen. Er sagt: „Das Telefon ist weit weg; da kann ich das Fernsehen nicht gut

150    umschalten." - Beobachter: „Spürst Du dann auch die Wunde?" – „Ja", sagt der Junge, „dann kann ich das Fernsehen nicht so gut umstellen."
- Beobachter steht auf und fragt: „Möchtest Du, dass das Telefon etwas näher ist? Man kann es nämlich in die andere Halterung des Nachtschrankes stecken; dann ist es näher bei Dir, und Du musst Dich nicht so anstrengen." –

155    Junge sagt: „Ja." - Beobachter steckt Halterung samt Telefon so um, dass das Telefon vom Bett aus besser erreichbar ist. - Nach dem Umbau sagt der Junge: „Jetzt ist es näher, aber höher, aber ich kann es etwas nach links drehen."
- Pflegekraft kommt herein und fragt: „Hast Du geklingelt?" - Der Junge: „Nein."

160    – Die Kinderkrankenschwester sagt: „Ach so.", lacht und geht wieder. – Der Junge wendet sich an den Beobachter und sagt: „Sehen Sie, der Alarm hat eine technische Schwierigkeit." - Beobachter sagt: „Ja, jetzt sehe ich es auch."

165    Um 18:20 Uhr kommt die Mutter. Kind und Mutter begrüßen sich, Beobachter stellt sich der Mutter vor. Beobachter macht mit Mutter und Kind ab, dass er bei-

de allein lässt, damit sie sich ungestört unterhalten können. Er schlägt vor, dass er zum Abschied wiederkommt und dann noch einige Augenblicke bleibt. Junge sagt: „Aber ich möchte alleine einschlafen." - Beobachter sagt: „So lange möchte ich auch nicht bleiben; du kannst gerne ganz alleine einschlafen." - Beobachter verlässt das Zimmer.

Um 19:20 Uhr betritt der Beobachter wieder das Zimmer. Mutter und Sohn sitzen im Halbdunkel am Tisch und spielen ein Kartenspiel. Der Fernseher läuft, ohne dass jemand hinschaut. Kind lädt Beobachter zum Mitspielen ein. Beobachter stimmt zu und spielt eine Runde „Uno" mit. Während des Spiels sagt der Junge: „Kannst Du bitte gehen, bevor meine Eltern gehen?" – Mutter fügt hinzu: „T. hat mich das eben gefragt, hat sich aber nicht getraut, Sie zu fragen." – Beobachter sagt: „Doch, jetzt hat er sich getraut! – Natürlich lasse ich Dich alleine, wenn Du es möchtest. Das haben wir ja vorher abgemacht, dass ich gehe, wenn Du es nicht mehr möchtest.

19:30 Uhr kommt Freund der Mutter. Es folgt nach der Begrüßung ein kurzes Gespräch über die Forschung. Im Anschluss verlassen Beobachter und Mutter das Zimmer, um den Fragenteil zu erledigen. Dazu setzen sie sich ins Spielzimmer, in dem sich sonst niemand aufhält.

### 9.3.5. Interviews

**a) Interview mit der Mutter**

1. Mutter antwortet spontan, dass T. heute besonders gut gefallen hat, dass die zuständige Kinderkrankenschwester bei den Ärzten ein „gutes Wort" für ihn einlegen wird, damit er morgen schon nach Hause kann, statt erst in zwei Tagen.
2. Das Püree mit der Soße habe ihm überhaupt nicht geschmeckt.
3. In der Nacht vermisse er am meisten seine Eltern. Daher hätte sich auch der Abschied zur vergangenen Nacht mit vielen Tränen besonders schwierig gestaltet.

**b) Interview mit dem Jungen T.**

Dieses Interview findet wieder im Zimmer statt in Anwesenheit von Mutter und Freund der Mutter.

4. Am besten haben ihm heute der Besuch von Mama und ihrem Freund G. gefallen. Der Belag auf dem Brot habe ihm auch sehr gut geschmeckt.
5. Nicht gut fand er, dass sein leiblicher Vater heute nicht angerufen habe. [Darauf entsteht eine kurze Stille.] Nicht gut fand T. auch, dass sein Zimmernachbar am Vormittag die Tür so stark ins Schloss geschlagen habe, dass damit der Türrahmen beschädigt wurde.
6. Am meisten hätte er heute seinen Hund vermisst und den verschmierten Bart [Zitat] des Freundes der Mutter.

### 9.3.6. Eindrücke des Beobachters

**a. die Mutter**

Die Mutter vermittelte auf den ersten Eindruck einen fürsorglichen und innigen Umgang mit ihrem Kind. Die Fragen, die ihr im Anschluss an die Beobachtung

225 gestellt wurden, beantwortet sie spontan. Ihre Inhalte decken sich mit den gewonnenen Beobachtungen und dem Gespräch zwischen Kind und Beobachter. Auch der Mutter ist sehr daran gelegen, dass der Junge so schnell wie möglich wieder nach Hause kommt. Ihre Abwesenheit im Krankenhaus rechtfertigt sich durch ihre Angestelltenarbeit.

230 **b. der Junge**

Der Junge ist ein sehr freundliches, aufgewecktes, intelligentes und manchmal altkluges Kind. Für seine neun Jahre wirkt er körperlich ein bisschen zierlich. Durch verschiedene Strategien versucht er gesünder zu wirken als er ist. Damit
235 strebt er eine frühzeitige Entlassung aus dem Krankenhaus an. T. ist ein Junge, der sich viele Gedanken macht und manchmal emotional aufgewühlt erscheint. Eine brutale Szene aus einem Zeichentrickfilm geht ihm nahe, und auch beim Pflasterwechsel der OP Wunde bekommt er einen großen Schrecken beim Anblick trockener Blutreste.
240 Am meisten hat der Junge Angst vor der Nacht. Der Junge klagt über Schlafstörungen und macht sich schon am Vormittag Sorgen über die bevorstehende Nacht. Für Kinder dieses Alters ist es er ungewöhnlich mit so großer Sorge anderswo als zuhause übernachten zu müssen. Außerdem ist es das 9. Lebensjahr, in dem Kinder eigentlich den gesündesten Schlaf haben. Dem Beobachter
245 fiel die Vorstellung nicht leicht, dass dem Kind eine weitere angstvolle Nacht in einem Zimmer mit großen und leeren Betten bevorstand, die zudem noch mit weißen Laken zugedeckt waren. Die Aussage, er könne morgens nicht ausschlafen, obschon er zuhause noch viel früher aufsteht, ist weiteres Zeugnis für einen unausgewogenen Schlaf.
250 Während der Beobachtung hat T. keinen Kontakt zu anderen Kindern auf der Station. Er kennt auch keine Kinder in seinem Alter, die ihm im Spielzimmer oder während der Krankenhausschule begegnet sein könnten. Während der gesamten Beobachtung lief der Fernseher, und unser Gespräch war geprägt von Werbeblöcken, in denen die Bereitschaft zur Unterhaltung sei-
255 tens des Kindes erheblich größer war als während der Serien. Selbst als Mutter und Sohn am Tisch saßen, um Karten zu spielen, lief der Fernseher weiter. Einem Moment, indem man meinen könnte, das Gerät könnte auch mal ausgeschaltet sein. Über das Spielzimmer und seine Nutzung war der Junge fehlinformiert. Auf
260 Nachfrage des Beobachters gibt es weder Strafen für Kinder, die Spiele „durcheinander bringen" noch existieren für das Spielzimmer irgendwelche Öffnungszeiten. Leider war auch niemand da, der diese Fehlinformationen richtig stellen konnte. Alles in allem blieb beim Beobachter der Eindruck hängen, der Junge sei unter-
265 fordert und über weite Strecken des Tages auf sich allein gestellt. Daher erschienen ihm Tag und Nacht des Krankenhausalltages als unendlich lange Durststrecke. Einzig Schule und der Besuch der Mutter boten ihm Abwechslung von einem sonst recht langweiligen Krankenhausaufenthalt. Als der Junge dem Beobachter seinen Tagesablauf aufzeigte, beschrieb er eine große Lücke von etwa 14 bis 17
270 Uhr: *„Mittags war meine Mutter wieder da. Da war die Tür schon kaputt gegangen. Dann kamen Sie."* Mit ein wenig Ablenkung hätte das in sich recht begeisterungsfähige Kind nicht nur als einen so schweren Ballast erlebt.

**c. die Kinderkrankenschwester**
275

Die Kinderkrankenschwester war während der kurzen Begegnungen nett und schaute immer nur kurz in das Zimmer. Pflegerische Tätigkeiten waren nicht zu erledigen. Ob sie sich ohne die Anwesenheit des Beobachters mehr Zeit für das Kind genommen hätte, kann nicht abschließend geklärt werden.

### 9.3.7. Zusammenfassung III und 1. Reduktionsschritt

Aufgrund der sehr kurzen gemeinsamen Beobachtungszeit mit der Mutter ist der Erkenntnisgewinn auch nur sehr gering.

**Mutter**

| Thema | Angenehme Empfindung | Unangenehme Empfindung |
|---|---|---|
| Persönliche Empfindungen | | - Mutter erlebt, dass dem Jungen der Abschied von ihr sehr schwer fällt |
| Umgebung | | |
| Inventar | | |
| Organisationsablauf | - Mutter freut sich, dass der Junge vielleicht schon einen Tag früher entlassen wird | |
| Personal | | |
| Essen | | - Mutter bemerkt, dass dem Kind Püree und Soße nicht geschmeckt haben |
| Behandlung | | |
| Allgemeine Umstände | | |

**Kind**

| Thema | Angenehme Empfindung | Unangenehme Empfindung |
|---|---|---|
| Persönliche Empfindungen | - Junge freut sich, dass er schon so selbstständig ist und bis zum Bistro laufen kann<br>- Junge fühlt sich in Anwesenheit der Eltern sehr wohl | - Kind hat große Angst vor der Nacht<br>- Kind schläft nicht durch<br>- Abschied von den Eltern fällt dem Jungen sehr schwer<br>- Junge fühlt sich unwohl in der Gegenwart des jungen, der den Türrahmen kaputtgemacht hat<br>- das Kind ist traurig, weil der leibliche Vater noch nicht angerufen hat |
| Umgebung | - Junge möchte manchmal alleine sein, und findet es deshalb gut, allein im Zimmer zu liegen | - Junge hat keine Spielkameraden und weiß auch nicht, ob welche auf der Station sind |
| Inventar | | - Klingel ist defekt: Schwestern und Ärzte kommen bei jedem Fehlalarm<br>- Junge bemängelt, dass einige Spiele im Spielzimmer kaputt sind<br>- Telefon ist am Nachtschrank angebracht; für |

| | | ihn aber vom Bett aus kaum zu erreichen |
|---|---|---|
| **Organisationsablauf** | | - Junge beklagt, dass er nicht ausschlafen kann<br>- Junge ist der Ansicht, dass er nicht zu jeder Tageszeit in das Spiel- zimmer kann<br>- Junge meint, dass man bestraft würde, wenn man Spiele durcheinan- der bringen würde<br>- Junge war sehr ent- täuscht, als der Klinik- clown am letzten Diens- tag nicht kam, obwohl er angekündigt war<br>- Junge sagt, dass ihm oft langweilig ist<br>- Junge geht zwischen den Fernsehsendungen auf den Flur, um sich Abwechslung zu ver- schaffen, kommt aber schon nach zwei Minu- ten zurück ins Zimmer |
| **Personal** | - Junge findet alle Stationsangehörigen sehr nett | |
| **Essen** | - Junge freut sich über seinen Lieblingsbrotauf- strich | - Junge mochte das Pü- ree mit der Soße über- haupt nicht |
| **Behandlung** | - Junge ist sehr an baldi- ger Genesung gelegen und mobilisiert sich des- halb sehr viel<br>- er ist sehr froh über die gemachten Fortschritte | - Junge soll beim Pflas- terwechsel das Pflaster selber abmachen, möch- te das aber gar nicht |
| **Allgemeine Umstände** | | - Junge wartet abends lange auf seine Mutter, die erst nach einem An- ruf bei ihr kommt |

### 9.3.8. Explikation mit Überprüfung auf Veränderungsmöglichkeit nach Do- nabedian

<u>Eltern</u>

| Thema | Fragebogenrelevanter Zustand |
|---|---|
| **Struktur** | **1. Appetitlichkeit des Essens** |
| | *Mutter registriert, dass dem Kind das Püree mit der Soße über- haupt nicht geschmeckt hat.*<br>**a) Qualität**<br>*Kind ist sein Essen gerne und ernährt sich ausreichend.*<br>**b) Standard** |

| | |
|---|---|
| **Vorgefundene Infrastruktur** | - *Essen wird Bedürfnissen und Geschmack der Kinder angepasst.*<br>- *Kind kann Alternative angeboten werden*<br>**c) Kriterium**<br>- *Pflegepersonal weiß, ob sich ein Kind zur Mahlzeit ausreichend ernährt hat, fragt ggf. nach und gibt diese Informationen an die Küche weiter.*<br>- *Ist das Kind nicht satt geworden, besorgt die Kinderkrankenschwester ein anderes Essen.*<br><br>**2. Austausch defekter Geräte**<br>*Klingel ist defekt; Pflegepersonal und Ärzte kommen bei jedem Fehlalarm.*<br>**a) Qualität**<br>*Defekte Geräte sind durch funktionstüchtige ersetzt.*<br>**b) Standard**<br>- *Stationspersonal macht sich von Funktionstüchtigkeit der Gerätschaften der Station in regelmäßigen Abständen*<br>- *Pflegepersonal erklärt Eltern und Kind bei Aufnahme, dass sie Defekte an Geräten immer melden können.*<br>**c) Kriterium**<br>*Stationspersonal erkennt oder weiß um Defekt an Geräten und handelt unverzüglich.* |

**Prozess**

| | |
|---|---|
| **Interaktionsebene** | **1. Abschied vom Kind bei Beendigung des Besuches**<br>*Mutter erlebt, dass dem Jungen der Abschied von ihr sehr schwer fällt.*<br>**a) Qualität**<br>*Kind leidet nicht unter dem Abschied von den Eltern.*<br>**b) Standard**<br>*Eltern wissen, dass sie den Abschied gemeinsam mit zuständiger Kinderkrankenschwester durchführen können.*<br>**c) Kriterium**<br>*Zuständige Kinderkrankenschwester weiß um die Abschiedsprobleme des Kindes und vergewissert sich, dass Eltern und sie den Abschied gemeinsam gestalten können.* |

**Ergebnis**

| | |
|---|---|
| **Heilungsresultat** | **1. Einflussnahme der Pflegekräfte auf die Entlassungssituation**<br>*Mutter freut sich, dass der Junge vielleicht schon einen Tag früher entlassen wird, weil zuständige Kinderkrankenschwester bei den Ärzten „ein gutes Wort" einlegt.*<br>**a) Qualität**<br>*Pflegekräfte treffen gemeinsam mit zuständigen Ärzten Entscheidungen über Entlassung, Behandlung o. ä.*<br>**b) Standard**<br>*Pflegekräfte bringen ihre Einschätzungen über PatientInnen bei Visiten etc. ein.*<br>**c) Kriterium**<br>*Pflegekräfte kennen den aktuellen Gesundheitszustand eines Patienten sowie ihre soziale Umgebung um ihre Entscheidung einbringen zu können.* |

**Kind**

| Thema | Fragebogenrelevanter Zustand |
|---|---|
| **Struktur** | **1. Spiele im Spielzimmer**<br>*Junge bemängelt, dass einige Spiele im Spielzimmer kaputt sind.*<br>**a) Qualität**<br>*Vorhandene Spiele sind vollständig und in Ordnung.*<br>**b) Standard**<br>*Unvollständige Spiele werden vervollständigt, entsorgt oder verbleibende Spielteile in einer Sammelkiste deponiert.*<br>**c) Kriterium**<br>*Erzieherin überprüft 14tägig bis monatlich alle Spiele auf Vollständigkeit.* |
| | **2. Regeln für das Spielzimmer**<br>*Junge ist der Ansicht, dass es für das Spielzimmer Öffnungszeiten gäbe.*<br>*Junge meint, dass man bestraft würde, wenn man Spiele durcheinander brächte.*<br>**a) Qualität**<br>*Kinder kennen die Regeln für das Spielzimmer.*<br>**b) Standard**<br>*Jedem Kind wird bei Ankunft ein Flyer mit Regeln über das Spielzimmer und mit weiteren Regeln für die Station ausgehändigt.*<br>**c) Kriterium**<br>*Kinderkrankenschwestern halten ein Einführungsgespräch mit den Kindern, erklären ihnen die Regeln und geben ihnen einen Flyer mit genauen Angaben.* |
| | **3. Appetitlichkeit des Essens**<br>*Kind mochte Püree mit Soße überhaupt nicht, den Brotaufstrich aber sehr.*<br>**a) Qualität**<br>*Kind ist sein Essen gerne und ernährt sich ausreichend.*<br>**b) Standard**<br>*- Essen wird Bedürfnissen und Geschmack der Kinder angepasst.*<br>*- Kind kann Alternative angeboten werden*<br>**c) Kriterium**<br>*- Pflegepersonal weiß, ob sich ein Kind zur Mahlzeit ausreichend ernährt hat, fragt ggf. nach und gibt diese Informationen an die Küche weiter.*<br>*- Ist das Kind nicht satt geworden, besorgt die Kinderkrankenschwester ein anderes Essen.* |
| **Prozess** | **1. Kinder übernachten alleine im Krankenhaus**<br>*Junge hat große Angst vor der Nacht und schläft nicht durch.*<br>**a) Qualität**<br>*Kind hat keine Angst vor und in der Nacht und schläft durch.*<br>**b) Standard**<br>*- Kinder schlafen nicht alleine im Zimmer*<br>*- Kinderkrankenschwester spricht mit Kind über seine Ängste*<br>*- Kinderkrankenschwester schaut regelmäßig nach dem Kind*<br>*- Ausschalten von Angst machenden Faktoren (Fernsehen)*<br>*- Kind klingelt nach Kinderkrankenschwester, wenn es nachts auf-* |

Die Spalte "Thema" enthält zusätzlich den vertikal gesetzten Text: **Vorgefundene Infrastruktur**

- Kinderkrankenschwester hat Zeit sich für einen Moment zum Kind zu setzen
- Tür bleibt offen, wenn Kind es möchte
- Im Zimmer wird ein Nachtlicht aufgestellt
- Kind wird zur Alters entsprechenden Zeit zum Schlafen motiviert
- Schlafgewohnheiten werden berücksichtigt
- Durchführung eines Schlafrituals

**c) Kriterium**
Pflegepersonal kennt die Angst der Kinder vor der Nacht durch Pflegeanamnese, Übergabe oder eigene Beobachtung und bespricht mit Eltern und Kind geeignete Maßnahmen und führt diese durch.

---

### 2. Durchschlafen des Kindes
Kind schläft nicht durch.

**a) Qualität**
Kind schläft nachts durch.

**b) Standard**
Durchführung der Schlaf fördernden Maßnahme (Schlafrituale etc.) bzw. Ausschalten der Schlaf störenden Faktoren (Angst, Schmerz, Fernsehen etc.).

**c) Kriterium**
Pflegekräfte wissen um Schlafschwierigkeiten eines Kindes und kennen seine Gründe, dokumentieren diese und leiten entsprechende Maßnahmen ein.

---

### 3. Gleichaltrige Spielkameraden auf der Station
Junge hat keinen Spielkameraden und weiß auch nicht, ob welche auf der Station sind.

**a) Qualität**
Kinder kennen sich, spielen miteinander oder besuchen sich in ihren Zimmern.

**b) Standard**
Pflegepersonal macht Kinder miteinander bekannt, zeigt, wo sie wohnen und motiviert sie regelmäßig zum gemeinsamen Spiel.

**c) Kriterium**
Verantwortliche Pflegekraft weiß, wo das Kind sich befindet und macht ihm ggf. den Vorschlag woanders spielen zu können.

---

### 4. Kenntnis des Kindes über wichtige Geräte des Zimmers
Kind weiß, wo das Licht am Nachtschrank an und ausgeht.

**a) Qualität**
Kind weiß über wichtige Einrichtungsgegenstände des Zimmers Bescheid.

**b) Standard**
Dem Kind wird bei Aufnahme auf die Station und dem Gesundheitszustand entsprechend das wichtigste Inventar erklärt.

**c) Kriterium**
Verantwortliche Pflegekraft verschafft sich einen Überblick über den Kenntnisstand des Kindes über die entsprechenden Einrichtungsgegenstände.

Interaktionsebene

## 5. Wunsch eines Kindes, allein zu sein
*Junge möchte manchmal allein sein.*

### a) Qualität
*Kind hat bei Bedürfnis nach Ruhe und Rückzug Gelegenheit dazu.*
### b) Standard
*Pflegekräfte schaffen Raum für Ruhe und Rückzug für ein Kind, wenn es das Bedürfnis danach verspürt.*
### c) Kriterium
*Kinderkrankenschwester weiß durch Eltern, Bezugsperson, Kind oder Pflegeanamnese um das Bedürfnis nach Ruhe und Rückzug und geht darauf ein.*

## 6. Abschied von den Eltern
*Junge sagt, er weine manchmal, wenn die Mutter geht.*

### a) Qualität
*Kind wird der Abschied so leicht wie möglich gestaltet.*
### b) Standard
*- Eltern und Kinderkrankenschwester gestalten den Abschied gemeinsam mit dem Kind*
*- Kinderkrankenschwester sorgt für Ablenkung durch Spiel mit dem Kind oder andere Kinder etc.*
*- Kinderkrankenschwester regt Eltern an bei Ankunft zuhause das Kind noch einmal anzurufen*
### c) Kriterium
*Kinderkrankenschwester weiß um Abschiedsschwierigkeiten des Kindes durch Pflegeanamnese und Übergaben und ist in entsprechendem Moment anwesend.*

## 7. Erreichbarkeit der Geräte
*Telefon mit Bedienung des Fernsehers ist auf entgegen gesetzter Seite des Nachtschrankes angebracht; für das Kind kaum erreichbar.*

### a) Qualität
*Kind erreicht Telefon und Bedienungsknöpfe ohne Probleme.*
### b) Standard
*Bei Ankunft auf der Station werden dem Kind die wichtigsten Gerätschaften und ihre Bedienung erklärt und so angebracht, dass sie mühelos zu erreichen sind.*
### c) Kriterium
*Pflegekräfte wissen um Mobilitätseinschränkung bei postoperierten Kindern und bereiten Bett und Nachtschrank entsprechend vor.*

## 8. Termine zur Unterhaltung der Kinder durch Klinikclown
*Junge war sehr enttäuscht, dass der Klinikclown zum letzten Besuch nicht kam, obschon er angekündigt war.*

### a) Qualität
*Kinder kommen regelmäßig in den Genuss eines Unterhaltungsprogramms (Erzieherin, Klinikclown, etc.). Kinder wissen Bescheid, wenn Termine nicht eingehalten werden können.*
### b) Standard
*Alle Programme werden regelmäßig durchgeführt. Kann die zuständige Person verhindert, unterrichtet sie die Station welche wie-*

Interaktionsebene

**Interaktionsebene**

*derum die Kinder in Kenntnis setzt.*

**c) Kriterium**
*Pflegekräfte wissen um Terminverhinderungen und geben diese Information an Kinder und Eltern weiter.*

### 9. Tagesstrukturierung
*Junge schaut viel Fern; ihm ist oft langweilig.*

**a) Qualität**
*Kinder haben strukturierten Tagesablauf und somit keine Langeweile während des Stationsaufenthaltes.*

**b) Standard**
*Alle Kinder, die nicht in Begleitung ihrer Eltern sind, erarbeiten mit zuständiger Kinderkrankenschwester einen Tagesablauf, der so gut wie möglich eingehalten wird. Dieser Plan enthält: Fernsehzeiten, Lese- und Spielzeiten und Aktivitäten mit anderen Mitarbeitern der Station (Krankenhauslehrer, Klinikclown etc.)*

**c) Kriterium**
*Kinderkrankenschwester weiß um die Vorlieben des Kindes durch Pflegeanamnese, grenzt Fernsehkonsum ein, stellt Kinder gegenseitig vor und bietet Alternativen und andere Beschäftigungsmöglichkeiten.*

**Ergebnis**

**Heilungsresultat**

### 1. Einbeziehung des Kindes in den eigenen Genesungsprozess
*Junge freut sich, dass er schon selbständig zum Bistro laufen kann.*

**a) Qualität**
*Eltern und Kind sind über die Krankheit informiert, beteiligen sich aktiv am Genesungsprozess und kennen Fortschritte.*

**b) Standard**
*Eltern und Kind werden über entsprechende Maßnahmen durch Ärzte und Pflegekraft informiert und angehalten diese umzusetzen.*

**c) Kriterium**
*Pflegepersonal überprüft 1x/Schicht ob die vorgeschlagenen Maßnahmen durchgeführt werden können und animiert Kind und Eltern dazu.*

### 2. Einbeziehung des Kindes in den eigenen Genesungsprozess
*Junge wartet abends sehr lange auf den Besuch seiner Mutter.*
*Junge ist sehr enttäuscht, dass Vater noch nicht angerufen hat.*

**a) Qualität**
*Eltern nehmen aktiv teil am Genesungsprozess ihrer Kinder durch Besuche, Anrufe etc.*

**b) Standard**
*Eltern besuchen ihre Kinder regelmäßig und werden vom Pflegepersonal dazu ermutigt.*

**c) Kriterium**
*Pflegepersonal weiß wie oft Kinder besucht und angerufen wurden, fragt beim Kind nach, ob es jemanden vermisst und benachrichtigt diese Person eventuell.*

### 9.3.9. Nicht klassifizierbare und eliminierte Kriterien:

- Kind fühlt sich unwohl in Gegenwart des Jungen, der den Türrahmen kaputt gemacht hat → Meinungsverschiedenheiten u.ä. kommt immer wieder unter Kindern vor und sind Bestandteile der Sozialisation
- Junge beklagt, dass er nicht ausschlafen kann → das Gefühl, unausgeschlafen zu sein, korrigiert der Junge im Laufe der Beobachtung mit der Begründung, dass er zuhause viel früher aufstehen müsste

## 9.3.10. Reduktionsschritte
### Eltern aus Beobachtung III

| Thematischer Verlauf | Textstelle | 1. Reduktion | 2. Reduktion |
|---|---|---|---|
| **Persönliche Empfindungen** | In der Nacht vermisse er am meisten seine Eltern. Daher hätte sich auch der Abschied zur vergangenen Nacht mit vielen Tränen besonders schwierig gestaltet. (Z. 198) | - Mutter erlebt, dass dem Jungen der Abschied von ihr sehr schwer fällt | **Abschied vom Kind bei Beendigung des Besuches** |
| **Organisationsablauf** | Mutter antwortet spontan, dass T. heute besonders gut gefallen hat, dass die zuständige Kinderkrankenschwester bei den Ärzten ein „gutes Wort" für ihn einlegen wird, damit er morgen schon nach Hause kann, statt erst in zwei Tagen. (Z. 193) | - Mutter freut sich, dass der Junge vielleicht schon einen Tag früher entlassen wird | **Einflussnahme der Pflegekräfte auf die Entlassungssituation** |
| **Essen** | Das Püree mit der Soße habe ihm überhaupt nicht geschmeckt. (Z. 197) | - Mutter bemerkt, dass dem Kind Püree und Soße nicht geschmeckt haben | **Appetitlichkeit des Essens** |

### Junge aus Beobachtung III

| Thematischer Verlauf | Textstelle | 1. Reduktion | 2. Reduktion |
|---|---|---|---|
| **Persönliche Empfindungen** | - Heute bin ich bis zum Bistro gelaufen!" [Er hebt den Finger und schaut mich an.] (Z. 70)<br>- Am besten haben ihm heute der Besuch von Mama und ihrem Freund G. gefallen. (Z. 208)<br>- „Manchmal habe ich Angst vor der Nacht. (Z. 46) | - Junge freut sich, dass er schon so selbstständig ist und bis zum Bistro laufen kann<br>- Junge fühlt sich in Anwesenheit der Eltern sehr wohl<br>- Kind hat große Angst vor der Nacht<br>- Kind schläft nicht durch | **Kinder übernachten alleine im Krankenhaus**<br>**Durchschlafen des Kindes**<br>**Abschied von den Eltern** |

| | | |
|---|---|---|
| | - Abschied von den Eltern fällt dem Jungen sehr schwer<br>- Junge fühlt sich unwohl in der Gegenwart des jungen, der den Türrahmen kaputtgemacht hat<br>- das Kind ist traurig, weil der leibliche Vater noch nicht angerufen hat | |
| **Umgebung** | - Beobachter: „Kannst Du denn gut schlafen, wenn Du keine Angst hast?" - Junge: „Nicht immer." (Z. 54)<br>- Ich bin auch traurig, wenn meine Eltern gehen… (Z. 46)<br>- und ich bin froh, dass der Junge nicht mehr da ist, der hier im Zimmer war. Der hat die Tür so doll geknallt, dass sie kaputt gegangen ist. Ich hatte Angst, dass die Schwester meinen, ich hätte etwas damit zu tun. (Z. 48) | |
| | - Junge: „Manchmal lasse ich Sie auf. Jetzt soll sie zu bleiben." - Beobachter: „Fühlst Du Dich ohne Kinder im Zimmer manchmal alleine?" – „Wenn man Ruhe mag, ist das genau richtig." (Z. 86) | - Junge möchte manchmal alleine sein, und findet es deshalb gut, allein im Zimmer zu liegen<br>- Junge hat keine Spielkameraden und weiß auch nicht, ob welche auf der Station sind | **Gleichaltrige Spielkameraden auf der Station**<br>**Wunsch eines Kindes, allein zu sein** |
| **Inventar** | - Pflegekraft kommt herein und fragt: „Hast Du geklingelt?" - Der Junge: „Nein." – Die Kinderkrankenschwester sagt: „Ach so.", lacht und geht wieder. – Der Junge wendet sich an den Beobachter und sagt: „Sehen Sie, der Alarm hat eine technische Schwierigkeit." - Beobachter sagt: „Ja, jetzt sehe ich es auch." (Z. 160)<br>- Beobachter: „Wie findest das Spielzimmer?" – Junge: „Es geht. Da ist ein Spiel mit Nadeln, und das ist schon ganz kaputt. Da hat jemand mit den Nadeln immer rein gestochen, und da kann man gar nichts mehr sehen. (Z. 80) | - Klingel ist defekt: Schwestern und Ärzte kommen bei jedem Fehlalarm<br>- Junge bemängelt, dass einige Spiele im Spielzimmer kaputt sind<br>- Telefon ist am Nachtschrank angebracht; für ihn aber vom Bett aus kaum zu erreichen | **Austausch defekter Geräte**<br>**Erreichbarkeit der Geräte**<br>**Ausstattung des Spielzimmers** |

| | | |
|---|---|---|
| | - Junge legt sich auf das Bett und versucht von dort das Telefon zu bedienen. Er sagt: „Das Telefon ist weit weg; da kann ich das Fernsehen nicht gut umschalten." – Beobachter: „Spürst Du dann auch die Wunde?" – „Ja", sagt der Junge, „dann kann ich das Fernsehen nicht so gut umstellen." (Z. 48) | |
| **Organisationsablauf** | - Sagt weiter: „Schade ist nur, dass ich hier nicht ausschlafen kann. Um sieben kommen die Schwestern und wecken mich. (Z. 64)<br>- Ich glaube, fünf Uhr darf man nicht mehr ins Spielzimmer. Es ist dann geschlossen. (Z. 82)<br>- Wer die Spiele nicht richtig aufräumt, bekommt eine Strafe, oder so." (Z. 84)<br>- Dienstags und donnerstags kommen die Klinikclowns, aber letzten Dienstag waren sie gar nicht da. Ich habe auf sie gewartet, und sie kamen gar nicht." (Z. 97)<br>- Dann habe ich Fern gesehen und ein bisschen gelesen. Mittags war meine Mutter wieder da. Da war die Tür schon kaputt gegangen. Dann kamen Sie." (Z. 97) | - Junge beklagt, dass er nicht ausschlafen kann<br>- Junge ist der Ansicht, dass er nicht zu jeder Tageszeit in das Spielzimmer kann<br>- Junge meint, dass man bestraft würde, wenn man Spiele durcheinander bringen würde<br>- Junge war sehr enttäuscht, als der Klinikclown am letzten Dienstag nicht kam, obwohl er angekündigt war<br>- Junge sagt, dass ihm oft langweilig ist<br>- Junge geht zwischen den Fernsehsendungen auf den Flur, um sich Abwechslung zu verschaffen, kommt aber schon nach zwei Minuten zurück ins Zimmer<br><br>**Spiele im Spielzimmer**<br>**Regeln für das Spielzimmer**<br>**Termine zur Unterhaltung der Kinder durch Klinikclown**<br>**Tagesstrukturierung** |
| **Essen** | - Junge: „Das ist mein Lieblingskäse." (Z. 118) | - Junge freut sich über seinen Lieblingsbrotaufstrich<br><br>**Appetitlichkeit des Essens** |
| **Behandlung** | - Ich gehe oft auf den Flur um in Schwung zu kommen. Dann sehen die Schwestern, | - Junge ist sehr an baldiger Genesung gelegen und mobilisiert sich<br><br>**Einbeziehung des Kindes in den eigenen Genesungsprozess** |

| | |
|---|---|
| dass ich wieder fit bin, und dann lassen mich die Ärzte vielleicht früher gehen. (Z. 50)<br>- „Nein, aber beim Bistro tat sie weh. Heute musste ich die Pflaster selber abmachen. Boh, dass sah unter dem Pflaster ziemlich komisch aus. Ganz schwarz. Ich glaube, morgen mach ich das nicht ab. Sah ganz komisch aus." - Beobachter: „Wenn du das Pflaster selber machst, dann weißt du auch, wann es weh tut." – Junge: „Ja, aber das möchte ich nicht." (Z. 73) | deshalb sehr viel<br>- er ist sehr froh über die gemachten Fortschritte<br>- Junge soll beim Pflasterwechsel das Pflaster selber abmachen, möchte das aber gar nicht |

## 9.4. Beobachtung IV
### 9.4.1. Anwesende Personen

Junge = zu beobachtendes Kind
Mutter
Vater
Schwester des Jungen
Kinderkrankenschwester/Pflegekraft    =    für    das    Kind    verantwortliche
Kinderkranken
Mutter II
Kleinkind

### 9.4.2. Vorgeschichte

- Neunjähriger Junge wurde mit unklarem Fieber und Erbrechen vom Hausarzt ins Krankenhaus überwiesen
- seit zwei Tagen aufgenommen
- intravenöser Zugang in der rechten Armbeuge, nachdem man zunächst versucht hatte, den Zugang im rechten und dann im linken Handrücken zu legen
- die Mutter kommt mittags und bleibt abends um im Krankenhaus zu übernachten

### 9.4.3. Beschreibung des Umfeldes

- Beginn der Beobachtung: 18:20 Uhr
- das Zimmer ist etwa 25 m$^2$ groß und ist für vier Betten ausgerichtet
- im Zimmer sind vier große und gerahmte Bilder mit der Zeichentrickfigur aus „Die Sendung mit der Maus" aufgehängt
- das Badezimmer hat eine Tür, die zu ist
- die Tür zum Stationsflur besitzt eine Scheibe, die mit einer Jalousie zugezogen werden kann; im Moment ist die Jalousie hochgezogen
- das Bett des Jungen ist mit dem der Mutter zusammen geschoben
- auf der gegenüberliegenden Seite sind die Betten ebenfalls zusammen geschoben; dort schläft ein etwa einjähriges Kleinkind; seine Mutter liest
- im Zimmer brennen auf beiden Seiten die Deckenlampen
- auf dem Nachttisch des Jungen steht ein Teller mit einer Scheibe klein geschnittenem Weißbrot, scheinbar mit Honig, daneben liegen fünf Überraschungseier – auf die Nachfrage des Beobachters hin sagt der Junge, dass sich auf dem Teller noch das Frühstück befände
- die Wasserflasche daneben ist leer
- zwei leere Medikamentendöschen stehen neben der Flasche

### 9.4.4. Aktion und Interaktion der Teilnehmer

- Vater und Schwester sind gerade da und sitzen auf den Betten von Mutter und Sohn und spielen Mensch-ärgere-dich-nicht; dabei sprechen sie nur im Flüsterton
- Beide Fernseher sind aus
- Kurze Begrüßung und Vorstellung beim Vater, dem Jungen und der Schwester
- Begrüßung der Mutter des Kleinkindes
- Erklärung von Sinn und Ziel der Beobachtung
- Beobachter nimmt in der Nähe des Fensters auf der Bettseite des Jungen Platz und beginnt mit seinen Notizen
- Alle drei spielen weiter
- Der Junge ist mit einem dünnen Bettlaken zugedeckt
- Infusion des Kleinkindes piepst, Mutter des Kleinkindes betätigt die Patientenklingel; nach drei Minuten kommt die zuständige Kinderkrankenschwester ins Zimmer – Mutter sagt, dass die Infusion leer sei – Schwester sagt: „Ach so." – geht und kommt nach vier Minuten mit einer neuen Infusion wieder – das Kleinkind wacht dabei nicht auf – die Familienangehörigen des zu beobachtenden Jungen unterbricht hin und wieder das Spiel und schauen zum Bett des Kleinkindes
- Nach weiteren 10 Minuten kommt die Kinderkrankenschwester in das Zimmer und fragt den Jungen: „Was möchtest Du denn essen?" – Er sagt: „Weiß nicht." – darauf die Pflegekraft: „Was darfst Du denn essen?" – Junge zuckt mit den Achseln – Pflegekraft: „Dann fragen wir mal anders herum, warum bist Du denn überhaupt hier?" – wieder zuckt der Junge mit den Achseln – Pflegekraft: „Ach so, wegen hier…", zeigt dabei mit beiden Händen rechts

und links neben ihre Nase, „Na, sagt sie, dann darfst du alles essen." – Nun zählt sie alle im Angebot der Station befindlichen Brot- und Wurstsorten auf. – Der Vater sagt: „Das kann ich ja auch holen." – Pflegekraft erwidert: „Ach so, ja das geht auch", und verlässt das Zimmer. – Vater fragt den Jungen nach seinen Wünschen. – der antwortet: „Zwei Brote mit Salami." – Vater verlässt das Zimmer.

- Die Kinder spielen das Spiel weiter, schauen Beobachter hin und wieder an. - Beobachter wendet sich an die Kinder und sagt ihnen, dass er kurz vorliest, was er bis jetzt notiert hat. Er liest vor; die Kinder lachen, als die Beschreibung der Überraschungseier kommt. Beobachter endet und Kinder wenden sich dem Spiel wieder zu.

- Vater kommt nach vier Minuten mit dem Abendessen wieder. – Schwester des Jungen sagt: „Du musst ihm das ans Bett bringen." – Junge sagt: „Nein, ich habe noch keinen Hunger." – Vater stellt das Tablett auf dem Tisch am Fenster ab. Er geht zurück zum Bett und spielt mit den Kindern das Spiel weiter. - Nach einer Weile streckt sich die Schwester und sagt: „Gewonnen." – Beide sagen: „Mmhhh." – Sie spielen das Spiel weiter.

- Gegen 18.45 Uhr kommt die Mutter des Jungen ins Zimmer. Dabei lässt sie die Zimmertür einen Spalt offen. – Sie begrüßt ihre Familie und kommt auf den Beobachter zu. Der steht auf, begrüßt sie und stellt sich kurz vor. Mutter lächelt, Beobachter setzt sich zurück auf seinen Stuhl. Mutter stellt ein Fenster auf Kipp, geht zum Bett, auf dem die Familie sitzt und liegt und bleibt eine Weile dort stehen und fragt ihn: „Haben Dir die Ärzte noch mal Blut abgenommen?" – Der Junge sagt: „Nein." – Die Mutter fragt: „Und haben sie das Sono gemacht?" – Der Junge schüttelt mit dem Kopf. Die Mutter schweigt und bleibt weiter am Bett stehen und schaut auf das Spiel von Vater und Sohn.

- Die Mutter des Kleinkindes geht aus dem Zimmer. Nach wenigen Minuten wird das Kind wach und beginnt zu weinen. Die Mutter des zu beobachtenden Kindes geht sofort zum Kind, streichelt es und sagt: „Schlaf schön weiter, deine Mama ist gleich wieder da." – Das Kind weint weiter, aber nicht mehr so laut. – Sie schaltet die Deckenbeleuchtungen ab, somit ist nur noch das indirekte Licht in der Nähe ihres Sohnes an. – Nun setzt sie sich neben den Beobachter.

- Nach wenigen Minuten kommt die Mutter des Kleinkindes zurück. Es beruhigt sich schnell wieder und schläft weiter. Sie setzt sich auf ihr Bett und liest ihr Buch im Halbdunkel weiter, ohne ein Licht einzuschalten.

- Der Vater des Jungen verabschiedet sich beim Sohn, bei der Tochter, im Anschluss bei seiner Frau und dann beim Beobachter. Bei der Mutter des Kleinkindes verabschiedet er sich nicht.

- Die Schwester des Jungen beginnt ihm vorzulesen. Der Junge liegt auf dem Rücken und dreht sein Gesicht in die Richtung seiner Mutter. Er schließt die Augen. Die Schwester liest in leisem Ton vor. – Dies dauert etwa 15 Minuten. Dann schläft der Junge. Während dieser Zeit unterhalten sich Beobachter und Mutter ein wenig über Sinn und Zweck der Beobachtung. Während des Gespräches spricht die Mutter einige ihrer Sorgen an, die sie im Zusammenhang mit der Aufnahme ins Krankenhaus erlebt hat:

[Ende der Beobachtung: 19.35 Uhr]

- ✓ Mutter ist verärgert, dass die angekündigten Untersuchungen, Blut und Sonografie, noch nicht durchgeführt wurden.
- ✓ Bei der Aufnahme wurde ihr nicht die Möglichkeit angeboten bei ihrem Sohn zu übernachten.
- ✓ Besonders ärgert sie sich über die Mutter, die als Zimmernachbarin des Öfteren störend auftritt. So würde mitten in der Nacht der Fernseher an-

gemacht, der durch sein helles Flackern Mutter und Sohn beim Schlafen störe.

✓ Generell hält sie es für „unmöglich", dass auf einer Kinderstation Fernseher in den Zimmern hängen würden.

115  ✓ Sie hält den Altersunterschied zwischen den Kindern für zu groß, besonders, weil oft auf das kleine schlafende Kind Rücksicht genommen werden müsste, das dann aber auch wieder mitten in der Nacht aufwacht und weint.

120  ✓ Des Weiteren macht sie auf den Mentalitätsunterschied zwischen den verschiedenen Kulturen der beiden Familien aufmerksam. – Die Mutter des zu beobachtenden Jungen ist Deutsche, die Mutter des Kleinkindes ist, ihrer Aussage nach, Türkin. – Dies macht sie daran fest dass sich die türkische Mutter am Vortage sehr laut in der Gegenwart ihres Sohnes mit ihrem Mann unterhielt, fast schon einen lauten Streit ausfocht. Ihr Sohn

125  (das zu beobachtende Kind) war davon sehr erschrocken und verängstigt.

✓ Die Mutter bemängelt weiter, dass der Flur zwischen den Klinikbereichen sehr uneben ist, aus einer Art Klinker gelegt. Als es dem jungen sehr schlecht ging, litt er unter starken Kopf- und Bauchschmerzen. Dadurch empfand er die Fahrt im Bett auf dem unebenen Boden als sehr unange-

130  nehm. Auch im Bereich, in dem das CT steht, hat der Boden eine Senke, in der das Bett einmal nach unten und dann wieder nach oben fährt. Auch dies war für den Jungen in seinem Zustand eine unangenehme Erfahrung.

135

### 9.4.5. Interviews

**a) Interview mit der Mutter** (wurde direkt im Anschluss geführt)

140  1. Die Mutter meint, dass dem Jungen der Auftritt der Klinikclowns sehr gut gefallen hätte. Sie hätten ihm ein Fingerspiel beigebracht, das er schnell gelernt hätte. Außerdem hat im gut gefallen, dass die Mutter während der Nacht bei ihm bleiben durfte.

2. hm gefielen die Zimmernachbarn nicht. Sie seien zu laut, die Mutter (des

145  Kleinkindes) würde mit dem Vater laut streiten. Außerdem würde ihm die andere Mentalität nicht gefallen.

3. Der Junge vermisst einen Schreibblock.

150  **b) Interview mit dem Kind**

1. Der Junge findet es schön, dass man unter verschiedenen Essensgerichten eins auswählen kann. Er findet gut, dass es auch einen Nachtisch gibt. Außerdem gefällt ihm, dass alle Räume mit einem Fernseher aus-

155  gestattet sind.

2. Der Junge mochte gar nicht, dass seine Mutter in der Nacht gefroren hatte. Die Fenster seien undicht, und so hat es durchgezogen.

3. Er vermisst am meisten sein Zuhause und die Schule.

160

### 9.4.6. Eindrücke des Beobachters

**a) Familie**

165  Die Familie macht dem Beobachter gegenüber einen sehr freundlichen, aufgeschlossenen und sympathischen Eindruck. Gegen die Beobachtung haben sie keine Einwände und beantworten alle Fragen gerne.

Der Vater macht einen sehr geduldigen Eindruck und nimmt sich die Zeit bei sei-
170   nem Sohn. Hier ist er beim Spielen ganz bei der Sache. Sohn und Tochter fühlen
sich mit ihm augenscheinlich wohl. Die Nähe der Drei auf dem Bett und beim
Spiel zeugen von einem innigen Familienverhältnis.

Die Schwester hat ebenfalls ein besonderes Verhältnis zu ihrem jüngeren Bruder.
175   Sie liest ihm ohne Unterbrechung während einer halben Stunde aus einem Buch
vor ohne ein einziges Mal eine Pause einzulegen. Erst als die Mutter sie darauf
aufmerksam macht, dass der Junge schläft, beendet sie das Lesen und macht
sich sogleich auf den Weg nach Hause.

180   Die Mutter ist sehr besorgt, besonders weil man bisher nicht weiß, woher das
Fieber kommt. Während der Beobachtung unterhält sie sich mit dem Beobachter
über verschiedene Dinge, wie Kindererziehung, Beruf aber auch die oben aufge-
führten Angelegenheiten des Krankenhauses. Eigentlich macht sie keinen über-
mäßig kritischen oder peniblen Eindruck. Wahrscheinlich werden die momenta-
185   nen Sorgen mit den Umständen des Krankenhausaufenthaltes vermischt. Die
Unzufriedenheit über die unklare Diagnose potenziert sich mit den übrigen Umständen.

### b) der Junge
190

Der Junge macht einen freundlichen aber sehr zurückhaltenden Eindruck. Er
spricht nicht viel und liegt die meiste Zeit in seinem Bett. Besonders zum Ende
der Beobachtung macht er einen erschöpften Eindruck. Er ist appetitlos und lei-
195   det immer wieder unter Fieberschüben. Das Frühstück hat er nicht angerührt,
und auch das Abendessen lässt er auf den Tisch stellen, weil er keinen Hunger
hat. Als jüngstes von vier Kindern nimmt er die Rolle des Nesthäkchens ein. In
seiner stillen und bescheidenen Art bekommt der jedoch das, was ihm am wichtigsten ist: die Zuneigung durch die Familie. Sichtlich genießt er das Beisammen-
sein. Das Vorlesen gefällt ihm gut und zeigt noch einmal die enge Bande zwi-
200   schen ihm und der Schwester.
Die Beobachtung hält sich beim Kind in Grenzen, da er aufgrund des reduzierten
Allgemeinzustands eher passiv am Geschehen teilnimmt und schnell müde wird
und einschläft. Die drei Fragen über gute, weniger gute Eindrücke und etwas,
was er vermisst hätte, wurden dem Jungen erst einige Tage später gestellt.
205

### c) die Kinderkrankenschwester

Die Kinderkrankenschwester kommt nur einmal in das Zimmer und fragt nach
dem Abendessen. Dabei lässt sie durchblicken, dass sie gar nicht weiß, warum
210   der Junge im Krankenhaus ist. Schließlich fällt es ihr doch wieder ein, kann aber
eine konkrete Vermutung nicht verbalisieren sondern nur durch eine Gestik, die
auf eine Sinusitis hinweisen könnte und sagt dazu: „Ach so, wegen hier."
Nach dem Befinden des Kindes fragt sie nicht, obschon der Junge noch regelmäßig unter Fieberschüben leidet. Außerdem ist er appetitlos, was sie auch nicht
215   kontrolliert. Das sich der Vater um das Abendessen kümmern will, kommt ihr entgegen.

## 9.4.7. Zusammenfassung IV und 1. Reduktionsschritt

**Mutter**

| Thema | Angenehme Empfindung | Unangenehme Empfindung |
|---|---|---|
| **Persönliche Empfindungen** | | |
| **Umgebung** | - Mutter und Sohn sind nachts zusammen und konnten ihre Betten zusammen schieben | - Mutter fühlt sich in der Nähe der anderen Mutter nicht wohl<br>- Mutter hält den Altersunterschied zwischen den Kindern für viel zu groß<br>- Mutter ist verärgert, dass andere Mutter mitten in der Nacht Fernsehen schaut<br>- Mutter empfindet den Mentalitätsunterschied zwischen den verschiedenen Kulturen der beiden Mütter als zu groß |
| **Inventar** | | - Mutter findet es nicht gut, dass in allen Krankenzimmern auf der Kinderstationen Fernseher hängen |
| **Organisationsablauf** | | - Mutter ist verärgert, dass Blutuntersuchungen und Sonographie noch nicht durchgeführt wurden<br>- bei der Aufnahme wurde ihr nicht die Möglichkeit angeboten bei ihrem Sohn zu schlafen |
| **Personal** | | |
| **Essen** | | |
| **Behandlung** | | |
| **Allgemeine Umstände** | | - Mutter findet, dass der Fußboden zwischen den Funktionsbereichen nicht adäquat ist, weil zu befördernde Betten sehr unruhig darauf fahren |

**Junge**

| Thema | Angenehme Empfindung | Unangenehme Empfindung |
|---|---|---|
| **Persönliche Empfindungen** | - Junge ist sehr zufrieden über die Anwesenheit seiner Familie<br>- Junge genießt das vorlesen durch die Schwester | |
| **Umgebung** | - Junge verhält sich aus | - Junge ist erschrocken übe |

| | Rücksicht auf das kleine schlafende Kind sehr leise<br>- Junge gefiel es gar nicht, dass seine Mutter während der Nacht frieren musste, weil die Fenster undicht sind<br>- er wäre lieber zuhause oder in der Schule als im Krankenhaus | den Streit zwischen der anderen Mutter und deren Mann |
|---|---|---|
| **Inventar** | - Junge findet es gut, dass in allen Krankenzimmern der Kinderstation Fernseher hängen | |
| **Organisationsablauf** | | |
| **Personal** | - dem Jungen haben die Klinikclowns und ihre Fingerspiele sehr gut gefallen | - Junge reagiert verlegen, als Pflegekraft in fragt, was er essen dürfe |
| **Essen** | - Junge freut sich über die Auswahl zwischen mehreren Gerichten am Mittag<br>- Junge freut sich über täglichen Nachtisch | - Junge hat keinen Appetit; Frühstück steht immer noch auf dem Nachttisch<br>- Junge hat aufgrund des reduzierten Allgemeinzustandes keinen Appetit |
| **Behandlung** | | - Junge hat trotz Fieber nichts zu trinken in greifbarer Nähe |
| **Allgemeine Umstände** | | - Familie muss während des Spieles leise sein, weil der kleine Junge gegenüber schläft |

### 9.4.8. Explikation mit Überprüfung auf Veränderungsmöglichkeit nach Donabedian

**Mutter**

| Thema | Fragebogenrelevanter Zustand |
|---|---|
| **Struktur** | |
| **Prozess** | |
| *Vorgefundene Infrastruktur* | **1. Möglichkeit der Übernachtung für Eltern**<br>*Mutter und Sohn sind nachts zusammen und konnten ihre Betten zusammen schieben; bei der Aufnahme wurde ihr nicht die Möglichkeit angeboten bei ihrem Sohn zu schlafen.*<br>**a) Qualität**<br>*Es stehen ausreichend Übernachtungsmöglichkeiten für Eltern zur Verfügung.*<br>**b) Standard**<br>*Allen Eltern wird das Angebot der Übernachtung gemacht.*<br>**c) Kriterium**<br>*Pflegepersonal hat den Überblick über vorhandene Elternbetten oder organisiert sie.*<br><br>**2. Unterbringung mehrerer Mütter/Väter in einem Zimmer** |

| | |
|---|---|
| **Interaktionsebene** | *- Mutter fühlt sich in der Nähe der anderen Mutter nicht wohl.*<br>*- Mutter empfindet den Mentalitätsunterschied zwischen den verschiedenen Kulturen der beiden Mütter als zu groß.*<br>*- Mutter ist verärgert, dass andere Mutter mitten in der Nacht Fernsehen schaut.*<br>**a) Qualität**<br>*Mütter/Väter die mit ihren Kindern im gleichen Zimmer untergebracht sind, kommen gut miteinander aus.*<br>**b) Standard**<br>*- Mütter/Väter werden in einem Zimmer so zusammengelegt, dass die Mentalitätsunterschiede zwischen ihnen nicht so groß sind.*<br>*- Mütter/Väter werden mit ihren Kindern in anderen Zimmern untergebracht, wenn sie auf der Mentalitätsebene – oder auch auf anderen Ebenen – nicht gut miteinander auskommen.*<br>**c) Kriterium**<br>*Pflegepersonal fragt Mütter/Väter einmal pro Woche, ob sie sich in der Gegenwart der anderen Mütter/Väter des Zimmers wohl fühlen.*<br><br>**3. Der Altersunterschied von Zimmernachbarn**<br>*Mutter hält den Altersunterschied zwischen den Kindern für viel zu groß*<br>**a) Qualität**<br>*Altersunterschied von Kindern im gleichen Zimmer beträgt maximal 3 Jahre.*<br>**b) Standard**<br>*- Pflegekräfte legen bei Krankenhauseinweisung die Kinder so zusammen, dass ihr Altersunterschied maximal drei Jahre beträgt.*<br>*- Ist eine adäquate Alterszusammenlegung nicht möglich, wird dies nachgeholt, sobald die Kapazitäten dafür vorhanden sind.*<br>**c) Kriterium**<br>*- Pflegekräfte achten bereits bei der Einweisung eines neuen Patienten auf einen möglichst minimalen Altersunterschied zwischen den Kindern.*<br>*- Bei fehlenden Kapazitäten zum Tag der Aufnahme wird im Anschluss einmal täglich nach einer alternativen Unterbringung gesucht.* |
| **Ergebnis**<br><br>**Heilungsresultat** | **1. Einbeziehung von Eltern und Kindern in Planung und Durchführung von Untersuchungen und Behandlungen.**<br>*Mutter ist verärgert, dass Blutuntersuchungen und Sonographie noch nicht durchgeführt wurden.*<br>**a) Qualität**<br>*Eltern und Kinder sind zeitnah von Untersuchungen und Behandlungen unterrichtet und wissen um jede Änderung diesbezüglich.*<br>**b) Standard**<br>*Eltern und Kind werden von anstehenden Untersuchungen oder Behandlungen zeitnah unterrichtet und auch bei Änderungen rechtzeitig informiert.*<br>**c) Kriterium**<br>*Untersuchungen/Behandlungen sind in der Patientenkurve erfasst und mittels eines Kontrollmechanismus (z.B. Häkchen) sehen Pflegepersonal und Ärzte, ob Eltern adäquat informiert sind.* |

| Kind | Fragebogenrelevanter Zustand |
|------|------------------------------|
| Struktur | |
| Prozess | |

## Interaktionsebene

### 1. Der Altersunterschied von Zimmernachbarn
*Junge verhält sich aus Rücksicht auf das kleine schlafende Kind sehr leise*

**a) Qualität**
*Altersunterschied von Kindern im gleichen Zimmer beträgt maximal 3 Jahre.*

**b) Standard**
*- Pflegekräfte legen bei Krankenhauseinweisung die Kinder so zusammen, dass ihr Altersunterschied maximal drei Jahre beträgt.*
*- Ist eine adäquate Alterszusammenlegung nicht möglich, wird dies nachgeholt, sobald die Kapazitäten dafür vorhanden sind.*

**c) Kriterium**
*- Pflegekräfte achten bereits bei der Einweisung eines neuen Patienten auf einen möglichst minimalen Altersunterschied zwischen den Kindern.*
*- Bei fehlenden Kapazitäten zum Tag der Aufnahme wird im Anschluss einmal täglich nach einer alternativen Unterbringung gesucht*

### 2. Verhalten anderer Mütter/Väter gegenüber Kindern
*Junge ist erschrocken über den Streit zwischen der anderen Mutter und deren Mann*

**a) Qualität**
*Kinder und Eltern fühlen sich in Gegenwart anderer Eltern nicht unwohl.*

**b) Standard**
*- Eltern verhalten anderen Kindern gegenüber so, dass diese sich in ihrer Gegenwart nicht unwohl fühlen.*
*- Gegebenenfalls werden Eltern vom Pflegepersonal dazu ermutigt sich in der Gegenwart anderer Kinder oder Eltern adäquat zu verhalten.*

**c) Kriterium**
*Verantwortliche Pflegekraft verschafft sich einen Überblick über das Interaktionsgeschehen auf den Zimmern.*

### 3. Klinikclowns
*Jungen haben die Klinikclowns und ihre Fingerspiele sehr gut gefallen.*

**a) Qualität**
*Alle Kinder erleben die Klinikclowns zweimal pro Woche.*

**b) Standard**
*Kinder werden zweimal wöchentlich von den Klinikclowns besucht.*

**c) Kriterium**
*- Verantwortliche planen Besuche der Klinkclowns entsprechend.*
*- Absagen werden rechtzeitig an die Kinder weitergegeben.*
*- Verantwortliche versuchen bei Ausfall mit Klinikclowns Alternativbesuche zu planen.*

| | | |
|---|---|---|
| **Interaktionsebene** | | **4. Professionelles Auftreten gegenüber Kindern und Eltern**<br>*Junge reagiert verlegen, als Pflegekraft ihn fragt, was er essen dür-fe.*<br>**a) Qualität**<br>*Pflegekraft, die mit Kind in Interaktion tritt, kennt das Krankheitsbild des Kindes und kann alle relevanten pflegerischen Maßnahmen dem Zustand und Krankheitsbild des Kindes umsetzen.*<br>**b) Standard**<br>*Pflegekraft macht sich bei Stationsübergabe Mitschriften oder liest zu Schichtbeginn die Patientenkurve.*<br>**c) Kriterium**<br>*Vor Schichtbeginn macht sich die Pflegekraft ein Bild vom Krank-heitsbild des Kindes.*<br><br>**5. Essensreste im Krankenzimmer**<br>*- Junge hat keinen Appetit; Frühstück steht immer noch auf dem Nachttisch.*<br>*- Junge hat aufgrund des reduzierten Allgemeinzustandes keinen Appetit.*<br>**a) Qualität**<br>*Kind wird zum Essen angeregt, muss aber nicht ständig Essen be-trachten.*<br>**b) Standard**<br>*- Pflegekraft regt das Kind zum Essen an.*<br>*- Pflegekraft wählt gemeinsam mit Kind das Essen an, worauf es am meisten Appetit hat.*<br>*- Pflegekraft bezieht Eltern in diesen Prozess mit ein und regt sie zur aktiven Teilnahme an.*<br>*- Übrig gebliebenes Essen wir bald nach der Mahlzeit aus dem Zimmer entfernt.*<br>**c) Kriterium**<br>*- Pflegekraft kennt Essensvorlieben des Kindes oder erfragt sie.*<br>*- Sie hat einen Überblick über das, was das Kind gegessen hat und dokumentiert sie.* |
| **Heilungsresultat** | **Ergebnis** | **1. Einbeziehung des Kindes in eigenen Genesungsprozess**<br>*Junge hat trotz Fieber nichts zu trinken in greifbarer Nähe.*<br>**a) Qualität**<br>*Kind hat Getränke in Reichweite und wird regelmäßig zum Trinken angeregt.*<br>**b) Standard**<br>*- Pflegekraft wählt mit Kind Getränk aus, das ihm am meisten zu-sagt.*<br>*- Pflegekraft bittet u. U. Eltern Lieblingsgetränk des Kindes mitzubringen.*<br>*Pflegekraft erklärt Eltern und Kind die Wichtigkeit bei Fieber ausrei-chend Flüssigkeit zu sich zu nehmen.*<br>*Pflegekraft regt Eltern zur Mitarbeit an.*<br>**c) Kriterium**<br>*- Pflegekraft kontrolliert zweimal pro Schicht, ob das Kind ausrei-chend trinkt.*<br>*- Pflegekraft misst einmal pro Schicht die Temperatur des Kindes.* |

### 9.4.9. Nicht klassifizierbare und eliminierte Kriterien:

- Mutter findet es nicht gut, dass in allen Krankenzimmern auf der Kinderstation Fernseher hängen. → Andere Eltern, auch Kinder, wären anderer Meinung.
- Mutter findet, dass der Fußboden zwischen den Funktionsbereichen nicht adäquat ist, weil zu befördernde Betten sehr unruhig darauf fahren. → Dies würde größere bauliche Veränderungen nach sich ziehen; ist aber momentan nicht im Gespräch, da das Krankenhaus in den kommenden Jahren eine neue Kinderstation bauen wird.
- Junge findet es gut, dass in allen Krankenzimmern der Kinderstation Fernseher hängen. → s.o.
- Junge freut sich über die Auswahl zwischen mehreren Gerichten am Mittag
- Junge freut sich über täglichen Nachtisch

## 9.4.10. Reduktionsschritte
## Mutter aus Beobachtung IV

| Thematischer Verlauf | Textstelle | 1. Reduktion | 2. Reduktion |
|---|---|---|---|
| Umgebung | - Ihm gefielen die Zimmernachbarn nicht. Sie seien zu laut, die Mutter (des Kleinkindes) würde mit dem Vater laut streiten. Außerdem würde ihm die andere Mentalität nicht gefallen. (Z. 144)<br>- Sie hält den Altersunterschied zwischen den Kindern für zu groß, besonders, weil oft auf das kleine schlafende Kind Rücksicht genommen werden müsste, das dann aber auch wieder mitten in der Nacht aufwacht und weint. (Z. 115) | - Mutter fühlt sich in der Nähe der anderen Mutter nicht wohl<br>- Mutter hält den Altersunterschied zwischen den Kindern für viel zu groß | **Unterbringung mehrerer Mütter/Väter in einem Zimmer**<br>**Der Altersunterschied von Zimmernachbarn** |
| Organisationsablauf | - Mutter ist verärgert, dass die angekündigten Untersuchungen, Blut und Sonografie, noch nicht durchgeführt wurden. (Z. 105)<br>- Bei der Aufnahme wurde ihr nicht die Möglichkeit angeboten bei ihrem Sohn zu übernachten. (Z. 107) | - Mutter ist verärgert, dass Blutuntersuchungen und Sonographie noch nicht durchgeführt wurden<br>- bei der Aufnahme wurde ihr nicht die Möglichkeit angeboten bei ihrem Sohn zu schlafen | **Einbeziehung von Eltern und Kindern in Planung und Durchführung von Untersuchungen und Behandlungen**<br>**Möglichkeit der Übernachtung für Eltern** |

## Junge aus Beobachtung IV

| Thematischer Verlauf | Textstelle | 1. Reduktion | 2. Reduktion |
|---|---|---|---|
| Umgebung | - Sie hält den Altersunterschied zwischen den Kindern für zu groß, besonders, weil oft auf das kleine schlafende Kind Rücksicht genommen werden müsste, das dann aber | - Junge verhält sich aus Rücksicht auf das kleine schlafende Kind sehr leise<br>- er wäre lieber zuhause oder in | **Der Altersunterschied von Zimmernachbarn**<br>**Verhalten anderer Mütter/Väter gegenüber Kindern** |

| | | | |
|---|---|---|---|
| | auch wieder mitten in der Nacht aufwacht und weint. (Z. 115)<br>- ...Dies macht sie daran fest dass sich die türkische Mutter am Vortage sehr laut in der Gegenwart ihres Sohnes mit ihrem Mann unterhielt, fast schon einen lauten Streit ausfocht. Ihr Sohn (das zu beobachtende Kind) war davon sehr erschrocken und verängstigt. (Z. 122) | der Schule als im Krankenhaus<br>- Junge ist erschrocken über den Streit zwischen der anderen Mutter und deren Mann | |
| **Personal** | Nach weiteren 10 Minuten kommt die Kinderkrankenschwester in das Zimmer und fragt den Jungen: „Was möchtest Du denn essen?" – Er sagt: „Weiß nicht." – darauf die Pflegekraft: „Was darfst Du denn essen?" – Junge zuckt mit den Achseln – Pflegekraft: „Dann fragen wir mal anders herum, warum bist Du denn überhaupt hier?" (Z. 49) | - dem Jungen haben die Klinikclowns und ihre Fingerspiele sehr gut gefallen<br>- Junge reagiert verlegen, als Pflegekraft in fragt, was er essen dürfe | **Klinikclowns**<br>**Professionelles Auftreten gegenüber Kindern und Eltern** |
| **Essen** | - ...auf dem Nachttisch einer Scheibe klein geschnittenem Weißbrot, scheinbar mit Honig [...] auf die Nachfrage des Beobachters hin sagt der Junge, dass sich auf dem Teller noch das Frühstück befände (Z. 22) | - Junge hat keinen Appetit; Frühstück steht immer noch auf dem Nachttisch<br>- Junge hat aufgrund des reduzierten Allgemeinzustandes keinen Appetit | **Essensreste im Krankenzimmer** |
| **Behandlung** | - ... die Wasserflasche daneben ist leer (Z. 26) | - Junge hat trotz Fieber nichts zu trinken in greifbarer Nähe | **Einbeziehung des Kindes in eigenen Genesungsprozess** |

## 9.5. Beobachtung V

### 9.5.1. Anwesende Personen

Junge = zu beobachtender türkischer Junge, 10 Jahre alt
Mutter
Junge II = etwa fünfjähriger polnischer Junge neben zu beobachtetem Kind
Vater des Jungen II
Mutter des Jungen II
Großmutter Jungen II
Großvater des Jungen II
Junge III = etwa zweijähriger türkischer Junge
Mutter des Jungen III
Junge IV = etwa 17jähriger Junge
Mutter des 17jährigen Jungen
Junge V = etwa 15jähriger Junge
Mutter des 15jährigen Jungen
Kinderkrankenschwester/Pflegekraft = für das Kind verantwortliche Kinderkranken
Kinderkrankenschwester II

### 9.5.2. Vorgeschichte

- Zehnjähriger Junge nach Appendektomie, die zwei Tage vorher war
- seit drei Tagen aufgenommen
- die Mutter kommt dreimal pro Tag zu Besuch ohne jedoch im Krankenhaus
5    zu übernachten

### 9.5.3. Beschreibung des Umfeldes

- Beginn der Beobachtung: 14:30 Uhr
- bei Beginn der Beobachtung befinden sich mit den Patienten neun Personen
10   im Zimmer
- das Zimmer ist etwa 25 m$^2$ groß und ist für vier Betten ausgerichtet
- im Zimmer stehen sechs große Betten; bei Kind II und Kind III übernachtet
  ein Elternteil; die Elternbetten stehen jeweils zusammen geschoben
- die Waschecke hat nur einen Vorhang; die Toilette eine abschließbare Tür
15 - die Tür zum Stationsflur besitzt eine Scheibe, die mit einer Jalousie zugezogen werden kann; im Moment ist die Jalousie heruntergezogen
- das Bett des Jungen steht, von der Tür aus gesehen, auf der rechten Seite,
  neben den Schränken
- alle Lampen sind aus
20 - Beide Fernseher laufen
- auf dem Nachttisch des Jungen stehen Blumen, eine halb volle Wasserflasche, eine Flasche Saft, zwei Gläser, eine Tasse und ein dickes Buch
- Beim Blick aus dem Fenster sieht man Sträucher. Der Blick auf die Straße ist
  durch sie verdeckt.
25 - Auf der Fensterbank liegen Basteleien.
- Das Bett des kleinen türkischen Jungen (Junge III) liegt voll von Spielzeug.

### 9.5.4. Aktion und Interaktion der Teilnehmer

30 - der zu beobachtende Junge ist alleine; die Mutter ist nach der Begrüßung
  durch den Beobachter gleich gegangen
- Beim kleinen Jungen (Junge II) befinden sich zur Zeit 5 Personen; der Junge
  sitzt auf seinem Bett und hat eine Blutdruckmanschette um den rechten Arm
  und eine Infusion, dessen Zugang in der linken Hand liegt. In Abständen von
35   5 Minuten wird der Blutdruck automatisch durch einen Dinamap$^®$ gemessen.
  Der Infusionsständer steht auf entgegen gesetzter Seite, also auf der rechten
  Seite. Die Infusionsleitung liegt über dem Bett.
- Beobachter fragt ihn: „Bekommst Du gar keinen Hunger, wenn du immer auf
  das Essen vom Mittag schauen musst?" – Der Junge antwortet: „Nein, ich
40   esse auch nicht viel. Im Moment kämpfe ich noch mit den Schmerzen."
- Mutter von Junge III schaut Fernsehen; der Junge liegt still im Bett und
  scheint zu schlafen
- Nach der kurzen Vorstellung kommen der Stationsarzt und der Chirurg, der
  den Jungen operiert hat. Der Stationsarzt erklärt dem Chirurgen, dass der
45   Junge unter unklaren Schmerzen im Bereich der Operationswunde klagt. Der
  Chirurg sagt, dass es unter Umständen zu einer Entzündung im Bauchraum
  gekommen sei, und dass man die nächsten Stunden abwarten sollte, um den
  Fall zu beobachten.
- Nach dem die Ärzte gegangen sind, unterhält sich der Beobachter während
50   fünf Minuten mit dem Jungen. Dabei drückt der Junge an erster Stelle seine
  Sorge über die verpassten Tage in der Schule aus. Er sagt, dass ein guter
  Schüler sei, und dass er einmal Krankenpfleger werden möchte. Der Beobachter sagt ihm, dass er keine Angst haben muss, wenn ein guter Schüler ist,
  weil die Lehrer ihn wegen seiner Krankheit bestimmt nicht im Stich lassen.
55 - Des Weiteren erklärt der Beobachter, dass der Beruf des Krankenpflegers ein

sehr interessanter ist, und dass man nach Beendigung der Ausbildung in vielen Bereichen arbeiten und sogar studieren kann.

- Beobachter versucht sich auf dem Stuhl in eine für ihn bequemere Position zu setzen, hat jedoch nicht genügend Beinfreiheit. Der Junge beobachtet dies und sagt: „Ich finde nicht gut, dass die Zimmer so eng sind. Mein Zimmer zuhause ist größer als dies hier, und da steht auch nur ein Bett drin."

- Nach Beendigung der Unterhaltung setzt sich der Beobachter auf die gegenüberliegende Seite, ans Fenster. Der Junge III ist zurzeit nicht im

- Zimmer.beobachtende Junge setzt sich die Kopfhörer auf und schaut Fernsehen. Dort läuft eine Gerichtssendung.

- Der große Junge liegt mit einem Oberbett zugedeckt im Bett. Die Beine sind nur zum Teil zugedeckt. Der Junge liegt mit einer Jeans im Bett. Er sagt etwas zu seiner Mutter. Die Mutter erwidert: „Na ja, die letzten beiden Tage kriegen wir auch noch rum."

- Der zu beobachtende Junge hat mittlerweile den Kopfhörer ausgetauscht. Er hat jetzt Ohrstecker im Ohr und hält ein Gerät in der Hand, das einem mp3-Player ähnelt.

- Die Verwandtschaft des polnischen Kindes ziehen sich ihre Jacken an und verlassen das Zimmer. Sie sagen allen im Zimmer befindlichen „Auf Wiedersehen." Die Mutter des großen Jungen antwortet nicht.

- Das Telefon des Jungen klingelt etwa sechs Mal. Beim sechsten Mal schaut ihn die Mutter des Jungen III an. Darauf nimmt er den Hörer ab und setzt sich das Telefon auf den Bauch.

[Im Anschluss an die Beobachtung hat der Junge sein Einverständnis gegeben, dass Auszüge aus dem Telefongespräch in der Beobachtung veröffentlicht werden dürfen.]

Hier einige Auszüge [alle Auszüge sind wörtliche Rede]:

- Du hast es besser, ich hab hier `nen scheiß Wochenende, ich kann hier gar nicht schlafen, das ganze Zimmer ist voll, alles Jungs.

- Der andere Türke ist voll süß, hat eine Blutvergiftung.

- Die Wunde tut voll weh. Die erste halbe Stunde nicht. Da haben Sie mir ein Zäpfchen in den Hintern gesteckt, total eklig. Ich muss voll viel trinken.

[Mutter des großen Jungen dreht ihr Gesicht in Richtung des zu beobachtenden Kindes und lacht hin und wieder]

- Jetzt muss nur noch die Gallenblase weg, dann wie ich ein Kilo weniger.

- Wäre ich einen Tag später gekommen, wäre der Blinddarm bestimmt geplatzt. Jeden Tag kriege ich sechs Zäpfchen; voll krass.

- Junge lacht und sagt: Ich kann gar nicht lachen, tut voll weh, nein, Mann, ich kann gar nicht schlafen.

- Junge spricht jetzt mal deutsch, mal türkisch. Beginnt dem telefonischen Gegenüber die verfügbaren Fernsehkanäle vorzulesen.

[Währenddessen spricht Beobachter mit Vater des polnischen Kindes über die Infusion des Jungen. Auf die Nachfrage, ob der Arzt beim Legen der Infusion danach gefragt hätte, ob das Kind Links- oder Rechtshänder sei, antwortet der Vater, dass der Arzt nicht danach gefragt hätte.]

- Der polnische Junge sitzt auf dem Bett und spielt mit einem Handy, wobei in kurzen Abständen verschiedene Melodien erklingen.

- Der kleine türkische Junge kommt herein. Der Beobachter begrüßt die Mutter und sagt: „Wir haben uns ja schon im Zimmer nebenan kennen gelernt." – Die Mutter erwidert: „Ja, da waren wir auch schon, und nun müssen wir schon wieder umziehen." – Daraufhin beginnt sie die Sachen des Jungen zu packen und auf dem Bett zu verstauen.

- Der zu beobachtende Junge liegt nach wie vor auf seinem Bett und telefoniert.

- Kinderkrankenschwester kommt in das Zimmer und nimmt das Bett des Jungen, der umzieht, und schiebt es aus dem Zimmer. Eine weitere Kinderkrankenschwester kommt in das Zimmer und fragt die Mutter, ob sie einen Wagen möchte, auf den sie alle Sachen stellen kann. Sie antwortet: „Nö."

- Die Kinderkrankenschwester, die eben das Bett aus dem Zimmer geschoben
115 hat, kommt jetzt um die Tabletts vom Mittagessen aus dem Zimmer zu holen.
- Der zu beobachtende Junge telefoniert immer noch.
- Die Kinderkrankenschwester, die den Wagen für den Umzug angeboten hatte, kommt mit einem Tuch in der Hand hinein und wischt den Nachtschrank ab, der eben noch dem kleinen türkischen Jungen zugeordnet war.
120 - Die Zimmertür wird geöffnet, und eine Pflegekraft schiebt ein Bett hinein, in dem ein etwa 15 Jahre alter Junge liegt. Er wird begleitet von seiner Mutter. Die Pflegekraft erläutert das Procedere für die Nutzung von Telefon und Fernseher. Die Mutter des Jungen sagt: „Ja, das wissen wir noch vom letzten Mal." Sie lächelt.
125 - Der Junge beendet sein Telefongespräch. Der Beobachter wechselt seinen Platz neben das Bett des Kindes. Er erklärt, dass die Beobachtung so gut wie zu Ende sei, dass er aber noch einige wenige Fragen hätte.
- Die erste Frage betrifft das Telefonat. Der Junge erklärt sich einverstanden, dass er und der Beobachter über einige Punkte des Telefonats sprechen, und
130 diese auch in der Beobachtung verschriftlicht werden dürfen.
- In der zweiten Frage geht der Beobachter auf die Schmerzen des Jungen ein. Er fragt, ob man dem Jungen erklärt hätte, dass man mit den Händen einen Gegendruck auf die Operationswunde ausüben könnte, sodass beim Husten oder Lachen die Schmerzen nicht so groß seien. – Der Junge sagt, dass er
135 das noch nicht gewusst hätte.
- Die dritte Frage handelt von dem Problem des Jungen, im Krankenhaus nicht schlafen zu können. Er klagt besonders über den Lärm im Zimmer, der ihn nicht schlafen lässt. Der Beobachter gibt ihm den Tipp sich von der Mutter einen Lärmschutz aus Schaumgummi, etwa wie Ohropax®. Der Beobachter
140 schreibt dem Jungen den Namen auf ein Papier auf.
- In der vierten Frage möchte der Beobachter wissen, warum der Junge Zäpfchen bekommt, obwohl es ihm so unangenehm ist. Der Junge antwortet, dass er von den Tabletten gebrochen hatte.

145 Ende der Beobachtung: 15:35

### 9.5.5. Interviews

#### a) Interview mit dem Jungen

150 1. Der Junge denkt einen Moment nach und sagt, dass ihm heute nichts gefallen hätte bis auf den Besuch seiner Mutter.
2. Die Blutentnahmen und dass auf einer der Laparoskopie-Wunden kein Pflaster ist. Dass er nicht weiß, ob sich die Wunde verschlimmern wird.
3. Sein Zuhause, die Schule und seine Freundin.
155

#### b) Interview mit der Mutter wurde direkt im Anschluss geführt

1. Die Mutter meinte, dass ihm heute nichts gefallen hätte.
2. Die Mutter antwortet: „Alles in einem."
3. Sein Zuhause.
160

### 9.5.6. Eindrücke des Beobachters

#### a. der Junge

Der Junge ist ein aufgeschlossener und freundlicher zehnjähriger Junge türki-
165 scher Herkunft. Der Aufenthalt im Krankenhaus ist ihm gar nicht recht, weil er Angst hat, in der Schule zu viel Unterricht zu verpassen. Er spricht ein akzent-

und fehlerfreies Deutsch. Seine Schulnoten sind gut, und später möchte er einmal Krankenpfleger werden.

170 Im Zimmer mit den vielen Betten fühlt er sich überhaupt nicht wohl, obschon er Kontakt zum türkischen Kind und seiner Mutter aufgenommen hat. Er kann nachts nicht schlafen, weil es zu laut im Zimmer ist, und wäre am liebsten zuhause.

Im Mittelpunkt des Nachmittags stehen die Schmerzen, die von der OP-Wunde ausgehen. Der Chirurg wurde bereits konsultiert. Der Junge ist appetitlos und
175 führt dies auf seine Schmerzen zurück.

Auf Nachfrage des Beobachters gefällt dem Jungen der Krankenhausaufenthalt überhaupt nicht, und am Tag der Beobachtung gibt es auch nichts, was ihm sonderlich gefallen haben könnte.

In den Genuss der Krankenhausschule ist er noch nicht gekommen, weil die OP
180 erst kurze Zeit zurück liegt.

**b. die Kinderkrankenschwester**

Die Kinderkrankenschwester kommt nur zum Umzug des kleinen türkischen Jungen ins Zimmer und um wenig später den 15jährigen Jungen ins Zimmer zu bringen.
185 gen. Zwischendurch holt sie die Tabletts des Mittagessens aus dem Zimmer. Bei der Visite mit dem Chirurgen ist sie nicht anwesend.

### 9.5.7. Zusammenfassung V und 1. Reduktionsschritt

Da die Mutter bei der Beobachtung nicht anwesend war, wurden bis auf die Fragen am Ende der Beobachtung keine Daten für die Zusammenfassung gesammelt.

**Mutter**

| Thema | Angenehme Empfindung | Unangenehme Empfindung |
|---|---|---|
| Persönliche Empfindungen | | |
| Umgebung | | |
| Inventar | | |
| Organisationsablauf | | |
| Personal | | |
| Essen | | |
| Behandlung | | |
| Allgemeine Umstände | | Mutter stellt fest, dass dem Jungen nichts am Tag der Beobachtung gefallen hat |

**Junge**

| Thema | Angenehme Empfindung | Unangenehme Empfindung |
|---|---|---|
| Persönliche Empfindungen | | Junge hat Schmerzen. |
| Umgebung | | - Junge findet, dass das Zimmer wegen der vielen Besucher, Patienten und begleitenden Eltern zu klein ist<br>- Der dauernde Geräuschpegel im Zimmer lässt den Jungen nachts nicht schlafen |
| Inventar | - Junge findet gut, dass es so viele Fernsehkanäle gibt. | |
| Organisationsablauf | | |
| Personal | | |
| Essen | | |
| Behandlung | | - Junge ist beunruhigt über die Möglichkeit einer Infektion der OP-Wunde<br>- Junge weiß nicht, dass man durch Gegendruck auf die Wunde den Schmerz bei Husten oder Lachen |

| | | mildern kann. |
|---|---|---|
| | | - Der Junge ist besorgt, dass auf der Laparoskopie-Wunde kein Pflaster klebt |
| | | - Kind empfindet die Applikation von Zäpfchen als äußerst unangenehm |
| **Allgemeine Umstände** | | Junge macht sich Sorgen über die verpassten Tage in der Schule. |

### 9.5.8. Explikation mit Überprüfung auf Veränderungsmöglichkeit nach Donabedian

#### Mutter

| Thema | Fragebogenrelevanter Zustand |
|---|---|
| **Struktur** | |
| **Prozess** | |
| Interaktionsebene | **1. Zufriedenheitsabfrage während des stationären Aufenthaltes** *Mutter stellt fest, dass dem Jungen nichts am Tag der Beobachtung gefallen hat.* |
| | **a) Qualität** *Pflegepersonal ist über Zufriedenheit und Unzufriedenheit der Kinder informiert.* **b) Standard** *Schwester befragen in regelmäßigen Abständen Kind und Eltern über deren Befinden, fragen nach Verbesserungsvorschlägen und erklären evtl. Engpässe* **d) Kriterium** *Zuständige Kinderkrankenschwester macht sich einmal pro Schicht ein Bild vom Befinden des Kindes.* |
| **Ergebnis** | |

#### Kind

| Thema | Fragebogenrelevanter Zustand |
|---|---|
| **Struktur** | **1. Zimmer des Kindes** *Junge findet, dass das Zimmer wegen der vielen Besucher, Patienten und begleitenden Eltern zu klein ist.* |
| | **a) Qualität** *Kindern steht ausreichend viel Platz zur Verfügung.* **b) Standard** *- Kinder werden so auf die Zimmer verteilt, dass alle Kinder ausreichend Platz haben.* *- Besucher werden gebeten, sich mit nur maximal 2 Personen im Zimmer aufzuhalten, wenn sich andere Kinder durch die vielen Personen gestört fühlen könnten* |

| | |
|---|---|
| **Vorgefundene Infrastruktur** | **c) Kriterium**<br>*Pflegepersonal macht sich täglich ein Bild von der Situation der Krankenzimmer und disponiert so um, dass sich die Kinder nicht zu sehr eingeengt fühlen.*<br><br>**2. Schlafqualität von Kindern**<br>*Der dauernde Geräuschpegel im Zimmer lässt den Jungen nachts nicht schlafen.*<br>**a) Qualität**<br>*Kinder sind nachts wegen der vielen Geräusche im Zimmer am Schlafen nicht gehindert.*<br>**b) Standard**<br>*Pflegepersonal sorgt für angemessene Bedingungen im Krankenzimmer.*<br>**c) Kriterium**<br>*Pflegepersonal fragt die Kinder morgens, ob sie gut geschlafen haben.* |
| **Prozess**<br><br>**Interaktionsebene** | **1. Einbeziehung des Kindes in postoperative Hilfsmaßnahmen**<br>*Junge weiß nicht, dass man durch Gegendruck auf die Wunde den Schmerz bei Husten oder Lachen mildern kann.*<br>**a) Qualität**<br>*Kind kennt postoperative Hilfspraktiken.*<br>**b) Standard**<br>*- Vor und nach der OP wird das Kind über entsprechende Hilfen aufgeklärt.*<br>*- Nach der OP werden sie mit dem Kind gemeinsam durchgeführt.*<br>**c) Kriterium**<br>*Pflegepersonal macht sich 1x/Tag ein Bild vom Kind und dessen Umgang mit postoperativen Hilfsmaßnahmen wie Gegendruck.*<br><br>**2. Einbeziehung des Kindes in den Verbandswechsel und die Wundkontrolle**<br>*Der Junge ist besorgt, dass auf der Laparoskopie-Wunde kein Pflaster klebt.*<br>**a) Qualität**<br>*Kind ist bei fehlendem Pflaster nicht besorgt.*<br>**b) Standard**<br>*Kind wird erklärt, warum auf eine OP-Wunde kein Pflaster mehr geklebt wird, und dass sie ohne Pflaster besser zu beobachten ist.*<br>**c) Kriterium**<br>*Pflegekraft oder Ärzte vergewissern sich beim Kind ob es die Maßnahmen des Verbandswechsels verstanden hat und sich darum nicht mehr sorgt.*<br><br>**3. Aufklärung über spezielle Formen medikamentöser Applikation**<br>*Kind empfindet die Applikation von Zäpfchen als äußerst unangenehm.*<br>**a) Qualität**<br>*Kind ist darüber aufgeklärt, weshalb besondere Applikationsformen gewählt werden.* |

| | |
|---|---|
| | **b) Standard**<br>*Kind wird z.B. bei Übelkeit statt oraler Medikamentengabe ein Zäpfchen verabreicht um das Unwohlsein nicht noch zu verschlimmern.*<br>**c) Kriterium**<br>*Pflegekraft erklärt Kind bei Applikation des Medikamentes dessen Besonderheit und Applikationsform.*<br><br>**4. Schulunterricht im Krankenhaus**<br>*Junge macht sich Sorgen über die verpassten Tage in der Schule.*<br>**a) Qualität**<br>*Junge macht sich keine Sorgen über verpasste Tage in der Schule.*<br>**b) Standard**<br>*- KrankenhauslehrerIn steht zwecks Lerninhalten und anderer schulischer Fragen Kindern zur Verfügung.*<br>*- KrankenhauslehrerIn steht im Kontakt mit Eltern und der Schule des Kindes.*<br>**c) Kriterium**<br>*- Pflegepersonal verständigt bei Neuaufnahme umgehend KrankenhauslehrerIn.*<br>*- KrankenhauslehrerIn macht sich ein Bild vom Leistungsstand des Kindes und spricht mit ihm über eventuelle Sorgen.* |
| **Ergebnis**<br><br><br><br><br><br><br><br><br><br><br>Heilungsresultat | **1. Schmerztherapie**<br>*Kind hat Schmerzen.*<br>**a) Qualität**<br>*Kind hat keine Schmerzen.*<br>**b) Standard**<br>*Kinder werden regelmäßig nach evtl. Schmerz befragt und bei einem festgelegten Grad von Schmerz mit einer ärztlich angeordneten Bedarfsmedikation behandelt.*<br>**c) Kriterium**<br>*Kinderkrankenschwester befragt Kinder, die Schmerzen haben könnten, zu Beginn und Ende der Schicht mithilfe einer Schmerzerfassungsskala, die auf der Station angewandt wird, und dokumentiert das Ergebnis.*<br><br>**2. Angst vor postoperative Komplikationen**<br>*Junge ist beunruhigt über die Möglichkeit einer Infektion der OP-Wunde.*<br>**a) Qualität**<br>*Junge ist über das Risiko einer postoperativen Infektion und deren Behandlungsmöglichkeiten aufgeklärt.*<br>**b) Standard**<br>*- Pflegepersonal und Kinder stehen in engem Kontakt, sodass OP-Komplikationen schnell erkannt werden.*<br>*- Im Falle einer möglichen Komplikation wird zuständiger Arzt frühzeitig unterrichtet.*<br>*- Sollte eine postoperative Komplikation möglich sein, wird das Kind über diese und ihre Behandlungsmöglichkeiten aufgeklärt.*<br>*- Kind wird durch engen Kontakt zwischen im und Pflege bzw. ärztlichem Personal beruhigt.*<br>**c) Kriterium** |

| | *Kinderkrankenschwester beobachtet die OP-Wunde und befragt das Kind nach eventuellen Schmerzen – 1mal pro Schicht.* |
|---|---|

## 9.5.9. Nicht klassifizierbare und eliminierte Kriterien:

keine

## 9.5.10. Reduktionsschritte
**Mutter aus Beobachtung V**

| Thematischer Verlauf | Textstelle | 1. Reduktion | 2. Reduktion |
|---|---|---|---|
| Allgemeine Umstände | - Die Mutter meinte, dass ihm heute nichts gefallen hätte. (Z. 157) | - Mutter stellt fest, dass dem Jungen nichts am Tag der Beobachtung gefallen hat | Zufriedenheitsabfrage während des stationären Aufenthaltes |

## Junge aus Beobachtung V

| Thematischer Verlauf | Textstelle | 1. Reduktion | 2. Reduktion |
|---|---|---|---|
| Persönliche Empfindungen | - Der Stationsarzt erklärt dem Chirurgen, dass der Junge unter unklaren Schmerzen im Bereich der Operationswunde klagt. (Z. 44)<br>- „Nein, ich esse auch nicht viel. Im Moment kämpfe ich noch mit den Schmerzen." (Z. 39)<br>- ... Die Wunde tut voll weh. (Z. 87) | - Junge hat Schmerzen | Schmerztherapie |
| Umgebung | - „Ich finde nicht gut, dass die Zimmer so eng sind. Mein Zimmer zuhause ist größer als dies hier, und da steht auch nur ein Bett drin." (Z. 60)<br>- ...Du hast es besser, ich hab hier 'nen scheiß Wochenende, ich kann hier gar nicht schlafen, das ganze Zimmer ist voll, alles Jungs. (Z. 84)<br>- Die dritte Frage handelt von dem Problem des Jungen, im Krankenhaus nicht schlafen zu können. Er klagt besonders über den | - Junge findet, dass das Zimmer wegen der vielen Besucher, Patienten und begleitenden Eltern zu klein ist<br>- Der dauernde Geräuschpegel im Zimmer lässt den Jungen nachts nicht schlafen | Zimmer des Kindes<br>Schlafqualität von Kindern |

| | Lärm im Zimmer, der ihn nicht schlafen lässt. (Z. 136) | |
|---|---|---|
| **Behandlung** | - Der Chirurg sagt, dass es unter Umständen zu einer Entzündung im Bauchraum gekommen sei, und dass man die nächsten Stunden abwarten sollte, um den Fall zu beobachten. (Z. 45)<br><br>- ...Dass er nicht weiß, ob sich die Wunde verschlimmern wird. (Z. 153)<br><br>- Ich kann gar nicht lachen, tut voll weh, nein, Mann, ich kann gar nicht schlafen. (Z. 94)<br><br>- In der zweiten Frage geht der Beobachter auf die Schmerzen des Jungen ein. Er fragt, ob man dem Jungen erklärt hätte, dass man mit den Händen einen Gegendruck auf die Operationswunde ausüben könnte, sodass beim Husten oder Lachen die Schmerzen nicht so groß seien.<br><br>- Der Junge sagt, dass er das noch nicht gewusst hätte. (Z. 131)<br><br>- ...Die erste halbe Stunde nicht. Da haben Sie mir ein Zäpfchen in den Hintern gesteckt, total eklig. Ich muss voll viel trinken.<br><br>- Jeden Tag kriege ich sechs Zäpfchen; voll krass. (Z. 87) | - Junge ist beunruhigt über die Möglichkeit einer Infektion der OP-Wunde<br><br>- Junge weiß nicht, dass man durch Gegendruck auf die Wunde den Schmerz bei Husten oder Lachen mildern kann.<br><br>- Der Junge ist besorgt, dass auf der Laparoskopie-Wunde kein Pflaster klebt<br><br>- Kind empfindet die Applikation von Zäpfchen als äußerst unangenehm | **Angst vor postoperative Komplikationen**<br>**Einbeziehung des Kindes in postoperative Hilfsmaßnahmen**<br>**Einbeziehung des Kindes in den Verbandswechsel und die Wundkontrolle**<br>**Aufklärung über spezielle Formen medikamentöser Applikation** |

## 9.6. Beobachtung VI
### 9.6.1. Anwesende Personen

Kind/Mädchen = zu beobachtendes Kind
Mutter
Vater
Kinderkrankenschwester/Pflegekraft = für das Kind verantwortliche Kinderkrankenschwester
Stationsarzt
Anästhesist
Kinderkrankenschwester II

### 9.6.2. Vorgeschichte

- sechsjähriges Mädchen Zustand nach Mastoiditis (Beobachtung und intravenöse Antibiotikagabe)
- seit sieben Tagen aufgenommen
- intravenöser Zugang in der rechten Armbeuge
- Mutter erkrankt während des Krankenhausaufenthaltes und hat vier Tage eine Diarrhöe

### 9.6.3. Beschreibung des Umfeldes

- Beginn der Beobachtung: 14:30 Uhr
- das Zimmer ist etwa 20 m$^2$ groß und ist für zwei Betten ausgerichtet
- es hat zwei Fenster
- das Zimmer ist sehr warm, und das Mädchen merkt während der Beobachtung viermal an, dass es ihr viel zu warm sei
- Kind und Mutter haben jeweils ein Erwachsenenbett, die einem Ehebett ähnlich, zusammen geschoben sind
- vor den Fenstern steht ein Tisch mit zwei Stühlen; dort hat der Beobachter Platz genommen
- Kind und Mutter sitzen jeweils auf ihren Betten
- Vater sitzt am Tisch
- durch das Fenster schaut man auf an- und abfahrende Autos; die Sicht in das Zimmer von draußen ist fast ungeschützt
- das Mädchen berichtet, dass ihre Freundinnen manchmal an ihr Fenster klopfen und winken, bevor sie hereinkommen

### 9.6.4. Aktion und Interaktion der Teilnehmer

- Beobachter betritt das Zimmer und begrüßt Eltern und Mädchen
- Beobachter erklärt das Vorgehen
- Mutter sagt: „L. macht jetzt aber nicht so viel. Sie hat eben noch gespielt und schaut jetzt gleich Fernsehen, wenn der Anästhesist zum Aufklärungsgespräch kommt." – Beobachter sagt, dass das nicht schlimm sei, und dass die Möglichkeit einer Unterhaltung auch sehr interessant sei.
- Mutter stellt ihren Mann und Vater des Kindes vor. Sie sagt: „Eigentlich wollte er schon längst zuhause sein, aber der Anästhesist war immer noch nicht da. Wir warten auf ihn schon seit 20 Minuten.
- Das Kind setzt sich auf und sagt, dass sie schon lange im Krankenhaus liege. – Mutter erläutert weiter, dass sich das Kind sehr oft langweile, weil keine anderen Kinder zum Spielen da wären, und dass sie nicht ins Spielzimmer gingen. Davon hätten ihr die Kinderkrankenschwestern abgeraten. – Auf die Nachfrage des Beobachters, erklärt sie, dass manchmal Kinder mit Infektionen das Spielzimmer benutzen würden. Diese Kinder sollten dort eigentlich nicht reingehen, tun dies aber doch. Daher könne nicht ausgeschlossen werden, dass sich Kinder an diesen Krankheiten anstecken könnten.
- Stationsarzt kommt in das Zimmer und fragt, ob der Anästhesist schon da gewesen sei. Als die Eltern dies verneinen, sagt er: „Dann rufe ich ihn noch einmal an, dass er sich jetzt beeilen soll.
- Kind sitzt in Schneidersitz und sagt: „Gleich kommen meine Freundinnen, A. und M. Wir waren zusammen im Skiurlaub, und wir waren im selben Kurs im Skiurlaub. M. hat lange blonde Haare und trägt rosa Sachen, wie ich, und A. hat kurze und dunkle Haare und mag gar nicht rosa. Sie hat nur blaue Sachen. Ich fände schön, wenn alles auf der Welt rosa wäre.
- Beobachter fragt das Kind: „Kennst Du denn auch Kinder auf der Kinderstation, die nett sind, und mit denen Du spielen kannst." – Kind sagt: „Nein." – Mutter erklärt weiter: „Wir wissen gar nicht, welche Kinder hier auf der Station

55         sind. Man lernt auch niemanden kennen. Wir sind ja den ganzen Tag im Zimmer. Das Spielzimmer benutzen wir ja nicht. Wahrscheinlich dürfen die Schwestern wegen der Schweigepflicht auch nicht sagen, welche Kinder auf der Station sind.

- Der Anästhesist betritt das Zimmer. Er stellt sich den Eltern vor und begrüßt
60     das Mädchen. Das Mädchen setzt sofort die Kopfhörer auf und beginnt Fern zu sehen. Vater sagt: „Das ging ja jetzt schnell." – Beobachter stellt sich dem Anästhesisten vor und fragt ihn nach seinem Einverständnis, die Beobachtung weiter führen zu können. Anästhesist sagt: „Wenn die Eltern nichts dagegen haben, habe ich auch nichts dagegen." – Beobachter setzt sich zurück
65     auf seinen Stuhl und der Anästhesist erläutert kurz den Ablauf der Untersuchung. Eltern und Anästhesist stehen sich gegenüber. Es wird kurz der Unterschied einer Sedierung und einer Narkose erläutert. – Im Weiteren dreht sich das Gespräch um den Sinn einer Magnetresonatztomografie (MRT), wobei der Anästhesist sich ausdrücklich von dieser angesprochenen
70     Frage distanziert. Er sagt: „Im Krankenhaus gibt es mehrere Gärten, wovon die Anästhesie ein Garten ist. Sie haben nun den Anästhesiegarten betreten, und darüber müssen Sie sich klar sein. Wenn Sie andere Fragen beantwortet haben wollen, müssen Sie zurück in den anderen Garten." – Anästhesist erklärt auf Nachfrage der Eltern, dass das Risiko einer unerwünschten Neben-
75     wirkung bei einer Anästhesie rein statistisch das gleiche wie vor 20 Jahren sei.

- Mutter berichtet von ihrer gerade durchlebten Infektion und fragt den Anästhesisten, ob deswegen Probleme für das Kind bestünden. Anästhesist sagt: „Nein, im Moment sieht sie nicht verrotzt aus."
80 - Mutter überreicht Anästhesisten den Anamnesebogen. Beide gehen den Bogen durch. Mutter antwortet auf Nachfragen. Nach Lektüre des Anamnesebogens sagt der Anästhesist: „Sollte alles glatt gehen."
- Kind schaut ohne viele Bewegungen eine Sendung aus dem Kinderkanal.
- Mutter fragt nach dem Namen des Narkosemittels. Arzt sagt: „Propofol." Da-
85     nach erklärt er kurz die wichtigsten Charakteristika dieses Mittels und endet mit dem Satz: „Es ist auch gut, weil es auch wie ein Antikotzmittel wirkt."
- Mutter sagt: „Ich hatte mal eine Narkose mit Äther, und die war mir überhaupt nicht bekommen. Danach hatte ich Schmerzen und lange Zeit schlechte Träume." – Anästhesist erwidert: „Jetzt sind Sie aber in einem ganz alten
90     Garten. Der gehört ja gar nicht hierher. Bei dem Mittel, das wir einsetzen werden, brauchen Sie keine Sorgen zu haben. – So, gibt es noch irgendeinen Busch, hinter den wir schauen müssen oder ein Feld, das wir noch umgraben müssen?" – Eltern erklären sich einverstanden und unterschreiben den Einverständnisbogen.
95 - Das Kind wurde in das Aufklärungsgespräch nicht einbezogen. Es schaut immer noch das Kinderprogramm. Der Arzt verabschiedet sich bei den Eltern, anschließend gibt er dem Kind die Hand und kitzelt sie an einem Fuß und sagt: „Du bist ja eine ganz Süße." – Im Anschluss geben sich Arzt und Beobachter die Hände. Anästhesist verlässt das Zimmer.
100 - Vater verabschiedet sich von Ehefrau und Tochter und im Anschluss vom Beobachter. Er verlässt das Zimmer.
- Mädchen sagt: „Mama, ich finde richtig schade, dass Papa jetzt geht." – Mutter erwidert: „Er kommt ja morgen wieder. Aber weißt Du, wir müssen jetzt mal die Schwester fragen, ob Du Deine Medikamente früher bekommen
105     kannst, damit wir mit A. und M. nachher raus gehen können." – Das Kind sagt: „Au ja."
- Beobachter sagt zum Mädchen: „Du hast Deinen Wackelpudding noch gar nicht gegessen!" – Die Mutter erwidert: „Doch, das ist meiner. Siehst Du, L., den habe ich ganz vergessen zu essen." – Beobachter fragt das Mädchen:
110     „Wie schmeckt Dir denn das Essen im Krankenhaus?" – Mädchen antwortet: „Gut. Hier ist alles lecker."

- Kinderkrankenschwester kommt herein. Sie begrüßt Mutter, Kind und Beobachter. Dem Beobachter zugewandt sagt sie: „Na, Herr Weber, jetzt haben Sie es ja bald geschafft mit den Beobachtungen." – Beobachter erwidert: „Ja,
115  ist aber auch sehr interessant."
- Mutter sagt: „Wir hätten da mal eine Frage. Und zwar kommen gleich die Freundinnen von L., und ob es möglich wäre die Medikation etwas früher zu geben." – Die Kinderkrankenschwester fragt: „Wie viel früher denn?" – Mutter antwortet: „Na, vielleicht jetzt gleich?" – Kinderkrankenschwester sagt: „Die
120  Kollegin zieht gerade die Medikationen auf. So zehn Minuten dauert es noch." – Mutter: „Oh, das ist schön. Danke." – Kinderkrankenschwester verlässt das Zimmer.
- Kind sagt zur Mutter: „ Mama, am liebsten hätte ich jetzt meinen Hula-Hup-Reifen hier. Oder mein Trampolin. [wendet sich an Beobachter] Das steht zu-
125  hause. Da müssen nur die Beine dran geschraubt werden." – Beobachter sagt: „Am liebsten würdest Du jetzt bewegen, laufen und springen, oder?" – Kind sagt: „Ja. Wir sind immer hier im Zimmer, und da ist es so heiß!" – Mutter sagt: „Na, jetzt taut sie auf. Erst ist sie Fremden gegenüber sehr reserviert, aber jetzt hat sie sich an Sie gewöhnt." – Beobachter lächelt.
130  - Kinderkrankenschwester II betritt das Zimmer und sagt: „So, ich wollte die Medikation anhängen." – Mädchen sagt: „Ja, ich weiß, weil wir gleich rausgehen wollen." – Kinderkrankenschwester lächelt. Sie entfernt den Stöpsel des i.v.-Zugangs und schließt die Zuleitung zur Perfusorspritze an. Diese legt sie in den Perfusor und stellt den an. Sie sagt: „So, jetzt läuft die Medikamente
135  durch." – Mutter sagt: „Danke" – Kinderkrankenschwester sagt: „Gern geschehen." Sie verlässt das Zimmer.
- Beobachter fragt das Kind: „Was hat die Kinderkrankenschwester da gerade gemacht?" – Mädchen antwortet: „Sie hat die Medikamente an meine Nadel gemacht. Die läuft da jetzt rein." – Beobachter fragt: „Hast Du denn da eine
140  Nadel in Deinem Arm?" – „Nein", sagt das Mädchen, „das ist nur ein kleiner Schlauch." – Beobachter fragt: „Hat Dir das jemand gesagt?" – Kind antwortet: „Ja, das hat der Arzt gesagt. – Beobachter fragt: „Hat der Arzt auch gefragt, welcher von beiden Dein starker Arm ist?" – Kind: „Ja, ich habe ihn den Arm gezeigt. [deutet auf den rechten Arm] Aber ich wollte die Nadel in dem
145  Arm. Ich bin Rechtshänder, aber mein linker Arm ist auch stark." – „Na", sagt der Beobachter, „dann liegt der Zugang ja genau da, wo Du sie haben möchtest."
- Kind sagt: „Mama, ich muss Pipi." – Mutter sagt: „Ja, komm, wir gehen schnell." – Mutter nimmt den Perfusor, das Kind kommt geht der Mutter hin-
150  terher und beide gehen ins Bad. Dort sagt das Kind: „Und mach die Tür zu." – „Ja", sagt die Mutter, „der Alexander sitzt ja da ganz hinten und sieht nichts." – Nach wenigen Minuten kommen Mutter und Tochter wieder.
- Mutter setzt sich und sagt zur Tochter: „Komm, setz Dich." – Kind erwidert: „Nein, ich möchte auf Deinen Schoß."
155  - Perfusor fängt an zu piepen. Mutter sagt: „Oh, schon fertig, dann rufe ich mal die Schwester." – Kind sagt: „Nein, ich mache das." – Sie nimmt den Klingelknopf und drückt auf einen roten Knopf. – Mutter sagt: „Aber mach nicht wieder alle Lichter an."
- Unmittelbar nach Aktivierung der Klingel betritt Kinderkrankenschwester das
160  Zimmer und fragt: „Na, liegen wir im Zeitplan?" – „Ja, prima", sagt die Mutter. – Kinderkrankenschwester sagt: „So, dann kommt der Schlauch jetzt wieder ab." – Sie entfernt die Zuleitung. – Kind sagt: „Können Sie auch das Pflaster am Arm abmachen?" – „Ja", sagt die Kinderkrankenschwester, „das mache ich gerne." – Kind sagt: „Aber schön langsam." – Kinderkrankenschwester
165  entfernt mit einem schnellen Zug das Pflaster. Kind zuckt etwas zusammen und schaut auf die Stelle. Sie zeigt sie ihrer Mutter: „Schau, hier hat die Nadel gesteckt."

- Am Fenster tauchen zwei etwa sechsjährige Kinder auf und klopfen an die Scheibe. Kind sagt: „Mama, da sind A. und M." – Die Mutter sagt: „Na, das passt ja prima.
170 Ende der Beobachtung 15.35

### 9.6.5. Interviews

175 **a) Interview mit der Mutter**

1. Mutter sagt, dass dem Kind heute am meisten das Fernsehen gefallen hat.
2. Die Mutter sagt, dass das Kind oft über Langeweile klagt. Sie sei nicht permanent beschäftigt.
180 3. Das Kind vermisse am meisten das Rausgehen und das Autofahren

**b) Interview mit dem Kind**

1. Kind sagt, das Fernsehen mache ihr am meisten Spaß. Außerdem das hochgeklappte Bett und das Kuscheln mit der Mutter. Das sei sehr gemütlich.
2. Kind sagt: „In diesem Krankenhaus gibt es nichts, was mir nicht gefällt; alles ist schön." [Kind war zuvor noch nicht wegen einer Erkrankung stationär aufgenommen]
190 3. Am meisten vermisst sie Bücher und ihre Pferdebettwäsche.

### 9.6.6. Eindrücke des Beobachters

**a. die Eltern**

195 Die Eltern sind der Beobachtung gegenüber sehr aufgeschlossen und begrüßen den Beobachter entsprechend freundlich. Sie teilen ihm mit, dass es leider „nicht viel zu beobachten gäbe", da sie das Zimmer kaum verlassen und das Kind die meiste Zeit Fernsehen schaue.
Die Eltern sind sehr mit der Frage beschäftigt, ob das Kind zwei Tage nach der
200 Beobachtung einer Untersuchung unter Sedierung unterzogen werden sollte. Da der Vater Zahnarzt und ein weiterer Verwandter HNO-Arzt ist, sind sie über die Erkrankung ihrer Tochter entsprechend informiert. Dieses Vorwissen setzen sie beim Aufklärungsgespräch mit dem Anästhesisten ein. Auf die Aussage des Anästhesisten, „Ich kenne viele Kinder bei denen die Mastoiditis auch ohne MRT
205 wieder abgeheilt ist.", beginnen die Eltern über die Untersuchung zu zweifeln. – Diese Aussage, dass die Untersuchung nichts mit dem Heilungserfolg der Krankheit zu tun hat, lässt die Eltern am Sinn der Untersuchung zweifeln. Besonders die möglichen Nebenwirkungen aufgrund einer Sedierung beunruhigt sie.
Die Sorge um die Tochter zieht sich durch die Beobachtung. Dazu zählt auch die
210 Sorge um eine mögliche Erkrankung, die man auf der Station erwerben kann. Daher meiden die Eltern das Spielzimmer der Station. Wie der Ratschlag einer Pflegekraft auf der Station zustande kam, dass infektiöse Kinder das Spielzimmer betreten würden, ohne dass diese es sollten, und die Eltern daher das Zimmer meiden sollten, ließ sich während Beobachtung und Interview nicht ermitteln. Zu
215 vermuten ist, dass die Eltern durch Fragen auf dieses Problem gestoßen sind; sie also so dieses Problem vielleicht „herbeigefragt" haben.

**b. das Kind**

Das Kind ist sehr freundlich und aufgeschlossen. Die Erkrankung schlägt sich im
220 Allgemeinzustand des Kindes nicht mehr nieder. Dafür leidet es unter der Langeweile und äußert den Wunsch sich bewegen und spielen zu können. Zwar schaut das Kind gerne Fernsehen, jedoch zählt es immer wieder Erlebnisse aus

Spiel und Sport auf, die darauf schließen lassen, dass das Kind einen großen
Bewegungsdrang hat. Das Kind ist kontaktfreudig, wird aber aus der Sorge der
225 Eltern heraus, es könne sich am Spielzeug im Spielzimmer anstecken, am Spielen mit anderen Kindern zurückgehalten. Einen kleinen Trost bieten die Zwillings-
kinder, die das Mädchen fast täglich besuchen. Mit ihnen geht sie raus an die
frische Luft. Die große Vorfreude auf diesen Moment ist dem Kind anzumerken.
Der Besuch des Chirurgen hat beim Mädchen keinerlei Eindruck hinterlassen.
230 Nicht einmal die grüne Bereichskleidung des Arztes hat beim Kind Aufmerksamkeit hervorgerufen. Es werden vom Kind keine Fragen gestellt. Während des
Aufklärungsgespräches schaut das Kind mit angestrengtem Blick Fernsehen. In
das Aufklärungsgespräch wird es nicht mit einbezogen.

### 235 c. der Anästhesist

Das Aufklärungsgespräch läuft in aller Ausführlichkeit und mit der notwendigen
Professionalität ab. Vielleicht zeigt sich der Arzt zu routiniert, was dadurch deutlich wird, dass die Eltern bei Fragen oder Anmerkungen öfter abgeblockt werden.
Die Wortwahl (Antikotzmittel, verrotzt) stößt bei diesen Eltern nicht unbedingt auf
240 Ablehnung, wäre aber für andere Eltern gewöhnungsbedürftig. Die sonst bilderrei-
che Sprache des Arztes zeigt die Kompetenzen seines Bereiches und die der
anderen auf. Allerdings lässt er sich zur Bemerkung hinreißen, dass Kinder mit
Mastoiditis auch ohne MRT-Untersuchung gesund werden können. Dies verunsi-
chert die Eltern. Das Kind schaut er während des Gesprächs mehrere Male an,
245 das aber keine Notiz von ihm nimmt. In freundlicher Weise verabschiedet er sich
vom Kind.
Resümierend ist anzumerken, dass das Aufklärungsgespräch routiniert abläuft
und die notwendigen Informationen ausgetauscht werden aber das Kind, seine
Person und sein Recht auf Information nicht berücksichtigt. Dies kann die Ent-
250 scheidung der Eltern gewesen sein, dem Kind vor der Untersuchung nichts davon zu sagen. Der Anästhesist geht hierauf nicht weiter ein.

### d. die Kinderkrankenschwester

Die Kinderkrankenschwester geht auf die Wünsche und Bedürfnisse des Kindes
255 ein. Die Medikation wird wie gewünscht eine Stunde früher angehängt. Damit
kann das Kind bei Ankunft ihrer Freundinnen zum Spielen die Kinderstation verlassen.
Der Bitte, das Pflaster zu entfernen, kommt die Kinderkrankenschwester nach.
Auf die Bitte des Kindes, vorsichtig vorzugehen, geht die Pflegekraft nicht ein,
260 sondern reißt das Pflaster schnell ab. Das erschreckt das Kind, doch es zeigt
keinen Unmut über diese unerwartete Maßnahme. Die Pflegekraft versäumt es
vor und nach dem Entfernen des Pflasters dem Mädchen zu erklären, dass es
weniger     weh     tut     ein     Pflaster     schnell     zu     entfernen.

### 9.6.7. Zusammenfassung VI und 1. Reduktionsschritt

**Eltern**

| Thema | Angenehme Empfindung | Unangenehme Empfindung |
|---|---|---|
| Persönliche Empfindungen | | |
| Umgebung | | - Mutter weiß nicht, ob es Kinder auf der Station sind, mit denen ihre Tochter spielen könnte <br> - Mutter ist unzufrieden darüber, den ganzen Tag im Zimmer zu verbringen <br> - Eltern sagen, dass die Fenster ziehen |
| Inventar | | |
| Organisationsablauf | - Stationsarzt ruft Anästhesisten erneut an, damit die Eltern nicht länger warten müssen <br> - Vater findet gut, dass der Anästhesist gleich nach dem Anruf des Stationsarztes gekommen ist <br> - Kinderkrankenschwester hängt die Medikation auf Wunsch der Mutter früher an <br> - Kinderkrankenschwester erkundigt sich, ob die Medikamentengabe im Zeitplan liegt | - Eltern warten schon seit 20 Minuten auf den Anästhesisten |
| Personal | -Kinderkrankenschwester sagt, dass sie dem Wunsch der Mutter, die Medikamente früher angehängt zu haben, gerne nachgekommen sei | - Eltern könnten „Kraftausdrücke" wie „verrotzt" und „Antikotzmittel" als zu grob aufgenommen haben <br> - Aussage des Anästhesisten, „Sollte alles glatt gehen.", hilft Eltern nicht in ihrer Unsicherheit der Sedierung gegenüber |
| Essen | | |
| Behandlung | | - Eltern sind sich unsicher, ob die Untersuchung in Sedierung notwendig ist |
| Allgemeine Umstände | | |

## Mädchen

| Thema | Angenehme Empfindung | Unangenehme Empfindung |
|---|---|---|
| Persönliche Empfindungen | - Kind freut sich, dass seine Freundinnen gleich kommen | - Kind findet nicht gut, dass der Vater geht<br>- Kind hat ausgeprägten Bewegungsdrang, kann dem aber nicht nachkommen |
| Umgebung | - Kind findet die zusammen geschobenen Betten sehr gemütlich<br>- Kind kann mit den Einrichtungsgegenständen, wie der Klingel, umgehen | - Kind äußert mehrfach, dass es das Zimmer viel zu warm findet<br>- Kind ist oft langweilig<br>- Kind hat keine Spielkameradinnen auf der Station<br>- Kind darf aufgrund befürchteter Ansteckungsgefahr seitens der Eltern nicht ins Spielzimmer |
| Inventar | | |
| Organisationsablauf | - Kind weiß, dass es i.v.-Medikamente bekommen muss und akzeptiert dies | |
| Personal | | - Kind wird von Anästhesisten freundlich verabschiedet |
| Essen | - Kind mag das Essen im Krankenhaus | |
| Behandlung | - Kind wurde gefragt, wo der i.v.-Zugang liegen solle | - Kind wird nicht in das Aufklärungsgespräch mit einbezogen<br>- Kinderkrankenschwester zieht das Pflaster entgegen dem Wunsch des Kindes schnell ab<br>- Kinderkrankenschwester erklärt dem Kind nicht, warum das Pflaster schnell abgezogen werden muss |
| Allgemeine Umstände | | |

### 9.6.8. Explikation mit Überprüfung auf Veränderungsmöglichkeit nach Donabedian

Eltern

| Thema | Fragebogenrelevanter Zustand |
|---|---|
| Struktur | **1. Überprüfen der technischen Geräte auf Funktionstüchtigkeit**<br>*Eltern sagen, dass die Fenster ziehen.*<br>**a) Qualität**<br>*Fenster ziehen nicht.*<br>**b) Standard**<br>*Defekte Fenster bzw. Dichtungen werden ausgewechselt.*<br>**c) Kriterium**<br>*Pflegepersonal lässt Fenster einmal pro Jahr vom technischen Personal überprüfen.* |

| | |
|---|---|
| | *sonal überprüfen.* |
| **Prozess** | **1. Gemeinsame Betreuung gleichaltriger Kinder**<br>*Mutter weiß nicht, ob Kinder auf der Station sind, mit denen ihre Tochter spielen könnte.*<br>**a) Qualität**<br>*Kinder gleichen Alters, und ähnlicher Bedürfnisse kennen sich, ihre Zimmer und spielen miteinander, wenn sie wollen.*<br>**b) Standard**<br>*- Bei Aufnahme erfahren Eltern und Kind von Kindern gleichen Alters und werden einander vorgestellt.*<br>**e) Kriterium**<br>*Pflegekräfte kennen Altersstruktur und Verteilung der Kinder auf der Station und koordinieren diese.* |
| **Interaktionsebene** | **2. Optimierung des Schnittstellenmanagements**<br>*- Eltern warten schon seit 20 Minuten auf den Anästhesisten.*<br>*- Stationsarzt ruft Anästhesisten erneut an, damit die Eltern nicht länger warten müssen.*<br>*- Vater findet gut, dass der Anästhesist gleich nach Anruf des Stationsarztes gekommen ist.*<br>**a) Qualität**<br>*Behandlungen und Untersuchungen sind so abgestimmt, dass keine Wartezeiten entstehen.*<br>**b) Standard**<br>*Zuständiges Personal optimiert Schnittstellen in interdisziplinären Prozessen.*<br>**c) Kriterium**<br>*Zuständige Pflegekraft oder anderes Personal haben aktuellen Prozess im Blick und intervenieren bei Fehlabstimmungen unmittelbar.* |
| | **3. Berücksichtigung besonderer Wünsche und Bedürfnisse**<br>*- Kinderkrankenschwester hängt die Medikation auf Wunsch der Mutter früher an.*<br>*- Kinderkrankenschwester erkundigt sich, ob die Medikamentengabe im Zeitplan liegt.*<br>**a) Qualität**<br>*Besonderen Wünschen von Kindern und Eltern wird nach Möglichkeit entsprochen.*<br>**b) Standard**<br>*Besondere Wünsche und Bedürfnisse werden mit dem Stationsteam abgesprochen, ihre Durchführbarkeit überprüft und über ihre Durchführung abgestimmt.*<br>**c) Kriterium**<br>*Stationspersonal weiß um solche Wünsche und Bedürfnisse.* |
| | **4. Professionelles Auftreten gegenüber Kindern und Eltern**<br>*- Eltern könnten „Kraftausdrücke" wie „verrotzt" und „Antikotzmittel" als zu grob aufgenommen haben.*<br>*- Aussage des Anästhesisten, „Sollte alles glatt gehen.", hilft Eltern nicht in ihrer Unsicherheit der Sedierung gegenüber.* |

| | **a) Qualität** |
|---|---|
| | Pflegerisches und medizinisches Personal treten gegenüber Kindern und Eltern professionell und den Umständen entsprechend auf. |
| | **b) Standard** |
| | Entsprechende Schulungen in regelmäßigen Abständen. |
| | **c) Kriterium** |
| | Feedback über Gesprächskompetenz der einzelnen Mitarbeiter. |
| **Ergebnis** | |
| | **1. Zweifel, Unklarheiten und Ängste von Kindern und Patienten erkennen, klären.** |
| | Eltern sind sich unsicher, ob die Untersuchung in Sedierung notwendig ist. |
| | **a) Qualität** |
| | Kind und Eltern haben keine Zweifel, Unklarheiten und Ängste über anstehende Untersuchung und/oder Behandlung. |
| Heilungsresultat | **b) Standard** |
| | Zuständige Pflegekraft oder Arzt klären um ihr Wissen Zweifel, Unklarheiten oder Ängste und/oder passen ihre Strategien gegebenenfalls neu an. |
| | **c) Kriterium** |
| | Zuständige Pflegekraft oder Arzt wissen um Zweifel, Unklarheiten und Ängste von Kindern und Patienten oder erfragen diese gegebenenfalls. |

## Mädchen

| **Thema** | **Fragebogenrelevanter Zustand** |
|---|---|
| **Struktur** | |
| | **1. Bewegung des Kindes** |
| | Kind hat ausgeprägten Bewegungsdrang, kann dem aber nicht nachkommen. |
| | **a) Qualität** |
| | Kind kann sich seinem Gesundheitszustand und Bewegungsdrang entsprechend verausgaben. |
| | **b) Standard** |
| Vorgefundene Infrastruktur | Kinder dürfen sich unter Aufsicht von ihrem Zimmer/der Station so weit wie möglich entfernen. |
| | **c) Kriterium** |
| | Pflegekraft kennt Grenzen und Möglichkeiten des Kindes und animiert in entsprechender Weise Kinder und Eltern. |
| | **2. Besuch von nicht stationär aufgenommenen Kindern (Freunden/Freundinnen) auf der Station** |
| | Kind freut sich, dass seine Freundinnen gleich kommen. |
| | **a) Qualität** |
| | Infektfreie Kinder dürfen zwecks Besuchs die Kinderstation betreten. |
| | **b) Standard** |

| | |
|---|---|
| **Vorgefundene Infrastruktur** | Eltern und Kinder werden über diese Besuchsmöglichkeit unterrichtet.<br>**c) Kriterium**<br>*Pflegekraft unterrichtet Kind und Eltern bei Aufnahme von dieser Möglichkeit.*<br><br>**3. Appetitlichkeit des Essens**<br>*Kind mag das Essen im Krankenhaus.*<br>**a) Qualität**<br>*Kind ist sein Essen gerne.*<br>**b) Standard**<br>*Essen wird Bedürfnissen und Geschmack der Kinder angepasst.*<br>**c) Kriterium**<br>*Pflegepersonal fragt, ob Essen geschmeckt hat und reicht diese Mitteilung auf entsprechendem Formular (beispielsweise Essensanforderung für kommende Woche) an die Küche weiter.* |
| **Prozess** | |
| **Interaktionsebene** | **1. Möglichkeit der Übernachtung für Eltern**<br>*Kind findet die zusammen geschobenen Betten sehr gemütlich.*<br>**a) Qualität**<br>*Es stehen ausreichend Übernachtungsmöglichkeiten für Eltern zur Verfügung.*<br>**b) Standard**<br>*Allen Eltern wird das Angebot der Übernachtung gemacht.*<br>**c) Kriterium**<br>*Pflegepersonal hat den Überblick über vorhandene Elternbetten oder organisiert sie.*<br><br>**2. Kenntnis des Kindes über wichtige Geräte des Zimmers**<br>*Kind kann mit den Einrichtungsgegenständen, wie der Klingel, umgehen.*<br>**a) Qualität**<br>*Kind weiß über wichtige Einrichtungsgegenstände des Zimmers Bescheid.*<br>**b) Standard**<br>*Dem Kind wird bei Aufnahme auf die Station und dem Gesundheitszustand entsprechend das wichtigste Inventar erklärt.*<br>**c) Kriterium**<br>*Verantwortliche Pflegekraft verschafft sich einen Überblick über den Kenntnisstand des Kindes über die entsprechenden Einrichtungsgegenstände.* |

**3. Aktionsradius und Tagesstrukturierung des Kindes**
- *Kind äußert mehrfach, dass es das Zimmer viel zu warm findet*
- *Kind ist oft langweilig*
- *Kind hat keine Spielkameradinnen auf der Station*
- *Kind darf aufgrund befürchteter Ansteckungsgefahr seitens der Eltern nicht ins Spielzimmer*

**a) Qualität**
*Kind kann sich seinem Gesundheitszustand und Bewegungsdrang entsprechend verausgaben.*
**b) Standard**
*Kinder dürfen sich unter Aufsicht von ihrem Zimmer/der Station so weit wie möglich entfernen.*
**c) Kriterium**
*Pflegekraft kennt Grenzen und Möglichkeiten des Kindes und animiert in entsprechender Weise Kinder und Eltern.*

**4. Einbeziehung des Kindes in Behandlung und Pflege**
*Kind weiß, dass es i.v.-Medikamente bekommen muss und akzeptiert dies.*

**a) Qualität**
*Kind ist seiner Entwicklung entsprechend über Behandlung und Pflege aufgeklärt und akzeptiert diese.*
**b) Standard**
- *Kind wird durch Arzt und/oder Pflegekraft über Behandlung, Pflege und deren Notwendigkeit unterrichtet.*
- *Durch Nachfrage wird geklärt, ob Kind Maßnahmen verstanden hat.*
**c) Kriterium**
*Pflegekraft verschafft sich einen Eindruck vom Wissensstand des Kindes über Therapie und Pflege.*

**5. Umgang der Bezugspflegekraft von Ängsten und Sorgen des Kindes**
*Pflegekraft weiß auf die Ängste des Kindes beim Verbandswechsel des i.v.-Zugangs adäquat zu reagieren und ihm diese zu nehmen.*

**a) Qualität**
*Kind fühlt sich mit Sorgen und Ängsten über Behandlung und Therapie bei der Bezugspflegekraft aufgehoben.*
**b) Standard**
*Pflegekraft erkennt Sorgen und Ängste und geht mit adäquaten Erklärungen darauf ein.*
**c) Kriterium**
*Pflegekraft beobachtet kindliches Verhalten bei Verbandswechsel, Behandlungen, Therapien, etc. um Ängste und Sorgen rechtzeitig zu erkennen.*

Interaktionsebene

| | |
|---|---|
| Vorgefundene Infrastruktur | **6. Legen eines intravenösen Zuganges in weniger aktive-re Hand/Arm**<br>*Kind wurde gefragt, wo der i.v.-Zugang liegen soll.*<br>**a) Qualität**<br>*- Kind ist mit aktiver Hand nicht eingeschränkt.*<br>*- Kind wird gefragt, wo es den i.v.-Zugang liegen haben möchte.*<br>**b) Standard**<br>*Ärzte legen Zugang vorzugsweise an weniger aktiver Hand.*<br>**c) Kriterium**<br>*Arzt erkundigt sich vor Legen des Zugangs bei Eltern und Kind nach aktiverer Hand.*<br><br>**7. Einbeziehen des Kindes in den Pflegeprozess**<br>*- Kinderkrankenschwester zieht das Pflaster entgegen dem Wunsch des Kindes schnell ab.*<br>*- Kinderkrankenschwester erklärt dem Kind nicht, warum das Pflaster schnell abgezogen werden muss.*<br>**a) Qualität**<br>*Kind ist in den Pflegeprozess integriert.*<br>**b) Standard**<br>*- Wünsche und Vorstellungen des Kindes werden in den Pflegeprozess mit einbezogen.*<br>*- Nicht realisierbare Vorstellungen und Wünsche werden entsprechend erklärt.*<br>**c) Kriterium**<br>*- Kind erhält seinem Entwicklungsstand entsprechende Erklärungen.*<br>*- Pflegekraft motiviert das Kind zu Nachfrage und Klärung von Fragen.* |
| **Ergebnis**<br><br>Heilungsresultat | **1. Miteinbeziehen des Kindes in den eigenen Gene-sungsprozess**<br>*Kind wird nicht in das Aufklärungsgespräch mit einbezogen.*<br>**a) Qualität**<br>*Kind ist altersgerecht in das Aufklärungsgespräch integriert.*<br>**b) Standard**<br>*Kinder und Eltern erhalten gleichermaßen ein Aufklärungsgespräch.*<br>**c) Kriterium**<br>*Durchführender Arzt regt Eltern an das Kind am Aufklärungsgespräch teilhaben zu lassen.* |

**9.6.9. Nicht klassifizierbare und eliminierte Kriterien:**

keine

**9.6.10. Reduktionsschritte**
**Eltern aus Beobachtung VI**

| Thematischer Verlauf | Textstelle | 1. Reduktion | 2. Reduktion |
|---|---|---|---|
| Umgebung | - Mutter erklärt weiter: „Wir wissen gar nicht, welche Kinder hier auf der Station sind. Man lernt auch niemanden kennen. Wir sind ja den ganzen Tag im Zimmer. Das Spielzimmer benutzen wir ja nicht. Wahrscheinlich dürfen die Schwestern wegen der Schweigepflicht auch nicht sagen, welche Kinder auf der Station sind. (Z. 54) | - Mutter weiß nicht, ob es Kinder auf der Station sind, mit denen ihre Tochter spielen könnte<br>- Eltern sagen, dass die Fenster ziehen | **Gleichaltrige Spielkameraden**<br>**Überprüfen der technischen Geräte/Inventars auf Funktionstüchtigkeit** |
| Organisationsablauf | - Sie sagt: „Eigentlich wollte er schon längst zuhause sein, aber der Anästhesist war immer noch nicht da. Wir warten auf ihn schon seit 20 Minuten. (Z. 33)<br>- Stationsarzt kommt in das Zimmer und fragt, ob der Anästhesist schon da gewesen sei. Als die Eltern dies verneinen, sagt er: „Dann rufe ich ihn noch einmal an, dass er sich jetzt beeilen soll. (Z. 44)<br>- Mutter sagt: „Wir hätten da mal eine Frage. Und zwar kommen gleich die Freundinnen von L., und ob es möglich wäre die Medikation etwas früher zu geben." – Die Kinderkrankenschwester fragt: „Wie viel früher denn?" – Mutter antwortet: „Na, vielleicht jetzt gleich?" – Kinderkrankenschwester sagt: „Die Kollegin zieht | - Stationsarzt ruft Anästhesisten erneut an, damit die Eltern nicht länger warten müssen<br>- Eltern warten schon seit 20 Minuten auf den Anästhesisten<br>- Vater findet gut, dass der Anästhesist gleich nach dem Anruf des Stationsarztes gekommen ist<br>- Kinderkrankenschwester hängt die Medikation auf Wunsch der Mutter früher an<br>- Kinderkrankenschwester erkundigt sich, ob die Medikamentengabe im Zeitplan liegt | **Optimierung des Schnittstellenmanagements**<br>**Berücksichtigung besonderer Wünsche und Bedürfnisse** |

| | | |
|---|---|---|
| **Personal** | gerade die Medikationen auf. So zehn Minuten dauert es noch." – Mutter: „Oh, das ist schön. Danke." (Z. 116)<br>- Unmittelbar nach Aktivierung der Klingel betritt Kinderkrankenschwester das Zimmer und fragt: „Na, liegen wir im Zeitplan?" – „Ja, prima", sagt die Mutter. – Kinderkrankenschwester sagt: „So, dann kommt der Schlauch jetzt wieder ab." – Sie entfernt die Zuleitung. (Z. 159)<br>- „So, jetzt läuft die Medikamente durch." – Mutter sagt: „Danke" – Kinderkrankenschwester sagt: „Gern geschehen." Sie verlässt das Zimmer." (Z. 134)<br>- „Nein, im Moment sieht sie nicht verrotzt aus." (Z. 79)<br>- „Es ist auch gut, weil es auch wie ein Antikotzmittel wirkt." (Z. 86)<br>- ... sagt der Anästhesist: „Sollte alles glatt gehen." (Z. 82) | -Kinderkrankenschwester sagt, dass sie dem Wunsch der Mutter, die Medikamente früher angehängt zu haben, gerne nachgekommen sei<br>- Eltern könnten „Kraftausdrücke" wie „verrotzt" und „Antikotzmittel" als zu grob aufgenommen haben<br>- Aussage des Anästhesisten „Sollte alles glatt gehen.", hilft Eltern nicht in ihrer Unsicherheit der Sedierung gegenüber | **Professionelles Auftreten gegenüber Kindern und Eltern** |
| **Behandlung** | - Im Weiteren dreht sich das Gespräch um den Sinn einer Magnetresonanztomografie (MRT), wobei der Anästhesist sich ausdrücklich von dieser angesprochenen Frage distanziert. Er sagt: „Im Krankenhaus gibt es mehrere Gärten, wovon die Anästhesie ein Garten ist. Sie haben nun den Anästhesiegarten betreten, und darüber müssen Sie sich klar sein. Wenn Sie | - Eltern sind sich unsicher, ob die Untersuchung in Sedierung notwendig ist | **Zweifel, Unklarheiten und Ängste von Kindern und Patienten erkennen, klären** |

| | |
|---|---|
| | andere Fragen beantwortet haben wollen, müssen Sie zurück in den anderen Garten." (Z. 67) |

Kind aus Beobachtung VI

| Thematischer Verlauf | Textstelle | 1. Reduktion | 2. Reduktion |
|---|---|---|---|
| Persönliche Empfindungen | - das Zimmer ist sehr warm, und das Mädchen merkt während der Beobachtung viermal an, dass es ihr viel zu warm sei (Z. 13)<br>- Kind sagt zur Mutter: „Mama, am liebsten hätte ich jetzt meinen Hula-Hup-Reifen hier. Oder mein Trampolin. [wendet sich an Beobachter] Das steht zuhause. Da müssen nur die Beine dran geschraubt werden." – Beobachter sagt: „Am liebsten würdest Du jetzt bewegen, laufen und springen, oder?" – Kind sagt: „Ja. Wir sind immer hier im Zimmer, und da ist es so heiß!" (Z. 126)<br>- Gleich kommen meine Freundinnen, A. und M. Wir waren zusammen im Skiurlaub<br>- Am Fenster tauchen zwei etwa sechsjährige Kinder auf und klopfen an die Scheibe. Kind sagt: „Mama, da sind A. und M." – Die Mutter sagt: „Na, das passt ja prima. (Z. 46) | - Kind hat ausgeprägten Bewegungsdrang, kann dem aber nicht nachkommen<br>- Kind freut sich, dass seine Freundinnen gleich kommen | - **Bewegung des Kindes**<br>- **Besuch von nicht stationär aufgenommenen Kindern (Freunden/Freundinnen) auf der Station** |
| Umgebung | - Kind und Mutter haben jeweils ein Erwachsenenbett, die einem Ehebett ähn- | - Kind findet die zusammen geschobenen Betten sehr gemütlich | - **Möglichkeit der Übernachtung für Eltern** |

| | | | |
|---|---|---|---|
| | lich, zusammen geschoben sind (Z. 15) - Kind sagt, das Fernsehen mache ihr am meisten Spaß. Außerdem das hochgeklappte Bett und das Kuscheln mit der Mutter. Das sei sehr gemütlich. (Z. 184) - Mutter erläutert weiter, dass sich das Kind sehr oft langweile, weil keine anderen Kinder zum Spielen da wären, und dass sie nicht ins Spielzimmer gingen. Davon hätten ihr die Kinderkrankenschwestern abgeraten. - Auf die Nachfrage des Beobachters, erklärt sie, dass manchmal Kinder mit Infektionen das Spielzimmer benutzen würden. Diese Kinder sollten dort eigentlich nicht reingehen, tun dies aber doch. Daher könne nicht ausgeschlossen werden, dass sich Kinder an diesen Krankheiten anstecken könnten. (Z. 37) - Beobachter fragt das Kind: „Kennst Du denn auch Kinder auf der Kinderstation, die nett sind, und mit denen Du spielen kannst." - Kind sagt: „Nein." (Z. 52) | - Kind kann mit den Einrichtungsgegenständen, wie der Klingel, umgehen<br>- Kind äußert mehrfach, dass es das Zimmer viel zu warm findet<br>- Kind ist oft langweilig<br>- Kind hat keine Spielkameradinnen auf der Station<br>- Kind darf aufgrund befürchteter Ansteckungsgefahr seitens der Eltern nicht ins Spielzimmer | **- Kenntnis des Kindes über wichtige Geräte des Zimmers<br>- Aktionsradius und Tagesstrukturierung des Kindes** |
| **Organisationsablauf** | - Beobachter fragt das Kind: „Was hat die Kinderkrankenschwester da gerade gemacht?" - Mädchen antwortet: „Sie hat die Medikamente an meine Nadel gemacht. Die läuft da jetzt rein." - Beobachter fragt: „Hast Du denn da eine Nadel in Deinem Arm?" - „Nein", sagt das Mädchen, „das ist nur ein kleiner Schlauch." - | - Kind weiß, dass es i.v.-Medikamente bekommen muss und akzeptiert dies | **- Einbeziehung des Kindes in Behandlung und Pflege** |

| | | |
|---|---|---|
| **Behandlung** | Beobachter fragt: „Hat Dir das jemand gesagt?" – Kind antwortet: „Ja, das hat der Arzt gesagt. (Z. 137) | |
| | - Beobachter fragt: „Hat der Arzt auch gefragt, welcher von beiden Dein starker Arm ist?" – Kind: „Ja, ich habe ihn den Arm gezeigt. [deutet auf den rechten Arm] Aber ich wollte die Nadel in dem Arm. Ich bin Rechtshänder, aber mein linker Arm ist auch stark." – „Na", sagt der Beobachter, „dann liegt der Zugang ja genau da, wo Du sie haben möchtest." (Z. 142) | - Kind wurde gefragt, wo der i.v.-Zugang liegen solle<br>- Kind wird nicht in das Aufklärungsgespräch mit einbezogen<br>- Kinderkrankenschwester zieht das Pflaster entgegen dem Wunsch des Kindes schnell ab<br>- Kinderkrankenschwester erklärt dem Kind nicht, warum das Pflaster schnell abgezogen werden muss | - **Legen eines intravenösen Zuganges in weniger aktive-re Hand/Arm**<br>- **Einbeziehen des Kindes in den Pflegeprozess**<br>- **Miteinbeziehen des Kindes in den eigenen Genesungsprozess** |
| | - Der Anästhesist betritt das Zimmer. Er stellt sich den Eltern vor und begrüßt das Mädchen. Das Mädchen setzt sofort die Kopfhörer auf und beginnt Fern zu sehen. (Z. 59) | | |
| | - Das Kind wurde in das Aufklärungsgespräch nicht einbezogen. Es schaut immer noch das Kinderprogramm. Der Arzt verabschiedet sich bei den Eltern, anschließend gibt er dem Kind die Hand und kitzelt sie an einem Fuß und sagt: „Du bist ja eine ganz Süße." (Z. 95) | | |
| | – Kinderkrankenschwester sagt: „So, dann kommt der Schlauch jetzt wieder ab." – Sie entfernt die Zuleitung. – Kind sagt: „Können Sie auch das Pflaster am Arm abmachen?" – „Ja", sagt die Kinderkrankenschwester, „das mache ich gerne." – Kind sagt: „Aber schön langsam." – | | |

Kinderkrankenschwester entfernt mit einem schnellen Zug das Pflaster. Kind
zuckt etwas zusammen und schaut auf
die Stelle. Sie zeigt sie ihrer Mutter:
„Schau, hier hat die Nadel gesteckt." (Z.
161)

## 10. Darstellung der Ergebnisse

Ergebnisse der Zufriedenheitsmessung aus teilnehmender Beobachtung und fokussiertem Interview, Forschungsprojektphase November 2006 - Februar 2007 auf der Schul- und Kleinkinderstation, Station 5, des Waldkrankenhauses Spandau, Berlin.

## Teil I

### Darstellung der Beobachtungen anhand der Lebensaktivität
*"Für eine sichere Umgebung sorgen"*

+      Pflegekräfte erkennen Ängste bei Kindern bei Verbandswechseln und reagieren adäquat

+      Pflegekraft erklärt, dass im Arm keine Nadel sondern nur ein „kleiner Schlauch" verblieben ist

-      Junge ohne elterliche Begleitung schaut inadäquates Fernsehprogramm

-      der Zutritt zur Kinderstation ist für Unbefugte sehr leicht, auch nach 21 Uhr


### Darstellung der Beobachtungen anhand der Lebensaktivität
*„Sich beschäftigen, spielen und lernen"*

**Das Spielzimmer**

-      Eltern und Kinder finden Malstifte und Spiele nicht schön, da verbraucht oder durcheinander

-      Erzieherin kommt nur einmal pro Krankenhausaufenthalt, um Kinder ins Spielzimmer einzuladen

-      Kind meint, dass man eine Strafe bekommt, wenn man das Spielzimmer nach Nutzung nicht aufräumt

-      Pflegekraft rät Eltern davon ab das Spielzimmer zu betreten, da dies manchmal von Kindern mit Infektionskrankheiten frequentiert wird


**Spielen mit anderen Kindern, andere Kinder, Eltern**

-      Kinder kennen andere gleichaltrige Mitpatienten nicht

-      Kinder sind oft in ihren Zimmern isoliert

-      Kinder finden die Zimmer zu klein

-      während der Besuchszeiten sind manche Zimmer sehr voll

- größere Kinder müssen auf kleinere schlafende Zimmernachbarn Rücksicht nehmen

- Junge ist heftigem Streit eines anderen Elternpaares ausgesetzt

**Sich beschäftigen**

- Kindern ist oft langweilig

- nachmittags haben Kinder keine Spielangebote

- Junge wurde nicht unterrichtet, dass der Klinikclown nicht kommt, obwohl er auf ihn wartete

+ viele Kinder und Eltern mögen die Klinikclowns

**Bewegung**

- beschwerdefreie Kinder leiden unter dem Bewegungsmangel und sagen dies

**Lernen**

- Junge macht sich große Sorgen über verpasste Schultage

**Darstellung der Beobachtungen anhand der Lebensaktivität
*„Schlafen"***

+ Eltern und Kinder finden gut, dass ihre Betten so nah nebeneinander stehen können

+- Kinder und Eltern verbringen viel Zeit auf dem Bett

- Junge ohne elterliche Begleitung ist alleine im Zimmer und hat Angst vor der Nacht; im Zimmer stehen drei mit Bettlaken verhüllte Betten

- Mutter des Zimmernachbarn schaltet mitten in der Nacht den Fernseher ein

- Junge möchte morgens etwas länger schlafen

- in vollen Zimmern können Kinder nachts wegen der Nebengeräusche nicht gut schlafen

**Verhalten von Eltern und Kindern auf der Station, Zusammenarbeit zwischen Pflegekräften und Eltern und Kindern**

+ Schwestern behandeln Kinder und Eltern sehr freundlich

- Eltern ermahnen Kinder sehr oft zu Ruhe; Kinder mögen dies nicht

+ Junge möchte früher entlassen werden, und Pflegekraft setzt sich dafür beim behandelnden Arzt ein

- Mutter wurde das Angebot zur Mitaufnahme nicht unterbreitet

- Junge wird nicht erklärt, dass nach Appendektomie Gegendruck bei Husten oder Lachen auf die Wunde ausgeübt werden muss

- Essenstabletts stehen nach Mahlzeit lange im Krankenzimmer


**Infrastruktur**

- Fenster sind undicht und ziehen

- unebener Boden zwischen Kinderstation und Funktionsbereichen erschreckt Jungen mit reduziertem Allgemeinzustand

- Einfahrt zum CT führt durch eine Senke; dies empfindet Junge mit reduziertem Allgemeinzustand als unangenehm

**Darstellung der Beobachtungen anhand der Lebensaktivität „Kommunizieren"**

+ Pflegekräfte beziehen Kinder in den Pflegeprozess mit ein

+ Pflegekraft bezieht Kind in den Stationsalltag ein (Bild malen, das später aufgehängt wird)

+ Pflegekräfte erklären Kindern Sinn und Vorgehen bei pflegerischen Maßnahmen

+ Pflegekraft geht auf Bitte einer Mutter ein, Medikation früher zu verabreichen

- Pflegekraft fragt Jungen, warum er im Krankenhaus ist

- Pflegekraft zieht Pflaster schnell ab, obwohl Kind darum bittet, es langsam zu machen; sie erklärt auch danach nicht den Grund für das schnelle Abziehen

- Junge empfindet drei nachmittägliche Besuche der Pflegekraft als zu wenig

## medizinische Behandlung/Betreuung

- Chirurg hält Komplikationen nach Appendektomie für möglich, Junge bleibt unaufgeklärt und ängstlich zurück

- Junge möchte sein Pflaster zum Verbandswechsel nicht selber abmachen müssen

- intravenöse Zugänge liegen oft in „stärkerer" Hand (bei Rechtshändern rechts) und behindern Kinder bei Spiel und Bewegung

+ ein Mädchen wurde gefragt, ob es den intravenösen Zugang lieber links oder rechts liegen haben möchte

- Kind wird nicht ins Aufklärungsgespräch einbezogen, Arzt unterbreitet dieses Angebot auch nicht

+ Aufklärungsgespräch wird in sehr bildreicher Sprache durchgeführt

- beim Legen von intravenösen Zugängen wird kein EMLA®-Pflaster verwendet


**Teil II**

**Fragen und Antworten aus den Interviews mit den Kindern:**

**Was Dir heute am meisten gefallen?**

- das Malen (A)

- das Zimmer, die Luftballons (B)

- Besuch der Mutter, Belag auf dem Brot (C)

- Auswahl unter Essensgerichten, Nachtisch, Fernseher im Krankenzimmer (D)

- Nichts (E)

- Fernsehen, Kuscheln auf dem Bett (F)


**Was hat Dir heute nicht gefallen?**

- alles war schön (A)

- das Mittagessen (B)

- Vater hat nicht angerufen; Zimmernachbar, der die Tür beschädigt hat (C)

- Mutter hat nachts gefroren (D)

- Blutentnahmen, OP-Wunde ohne Pflaster (E)

- Alles ist schön (F)

**Was hast Du heute am meisten vermisst?**

- nichts, meine kleine Schwester (A)

- das Zuhause (B)

- seinen Hund, den verschmierten Bart des Vaters (C)

- das Zuhause, die Schule (D)

- das Zuhause, die Schule, die Freundin (E)

- seine Bücher, die Pferdebettwäsche (F)

**Fragen und Antworten aus den Interviews mit den Eltern:**

**Was hat Ihrem Kind heute am meisten gefallen?**

- Vater ist sich unsicher, meint aber, dass das am Kiosk gekaufte Heft dem Kind am meisten gefallen hätte. (A)

- Mutter antwortet spontan, dass dem Mädchen die Betreuung durch die Kinderkrankenschwestern sehr gut gefällt. Außerdem meint die Mutter, dass dem Mädchen die wieder gewonnene Selbstständigkeit besonders gut gefällt. Die Infusion sei morgens abgemacht worden. (A)

- Das beide (Mutter und Kind) so viel Zeit füreinander hätten. Das hätten sie sonst durch die Berufstätigkeit nicht. (B)

- Mutter antwortet spontan, dass T. heute besonders gut gefallen hat, dass die zuständige Kinderkrankenschwester bei den Ärzten ein „gutes Wort" für ihn einlegen wird, damit er morgen schon nach Hause kann, statt erst in zwei Tagen. (C)

- Die Mutter meint, dass dem Jungen der Auftritt der Klinikclowns sehr gut gefallen hätte. Er hätten ihm ein Fingerspiel beigebracht, das er schnell gelernt hätte. Außerdem hat im gut gefallen, dass die Mutter während der Nacht bei ihm bleiben durfte. (D)

- Die Mutter meinte, dass ihm heute nichts gefallen hätte. (E)

- Mutter sagt, dass dem Kind heute am meisten das Fernsehen gefallen hat. (F)

**Was hat Ihrem Kind heute nicht gefallen?**

- Vater meint recht spontan, dass dem Mädchen das Mittagessen überhaupt nicht geschmeckt hätte. (A)

- Mutter meint, dass dem Kind der Zugang im Arm manchmal weh tut. Man hätte ihn besser am linken Arm machen sollen, damit das Kind - es ist Rechtshänder - mit der rechten Hand nicht zu eingeschränkt sei. - Des weiteren sagt die Mutter, dass das Mädchen beim Essen ein wenig mäkelig gewesen sei. (A)

- Das Anziehen. Aber das läge nicht am intravenösen Zugang; es würde immer „Theater" beim Anziehen machen. (B)

- Das Püree mit der Soße habe ihm überhaupt nicht geschmeckt. (C)

- Ihm gefielen die Zimmernachbarn nicht. Sie seien zu laut, die Mutter (des Kleinkindes) würde mit dem Vater laut streiten. Außerdem würde ihm die andere Mentalität nicht gefallen. (D)

- Die Mutter antwortet: „Alles in einem." (E)

- Die Mutter sagt, dass das Kind oft über Langeweile klagt. Sie sei nicht permanent beschäftigt. (F)

**Was hat Ihr Kind heute am meisten vermisst?**

- Vater weiß hierauf nicht zu antworten. (A)

- Am meisten fehle dem Kind das freie Spielen. Es bewege sich sehr gerne und sei auf der Station sehr eingeschränkt. Außerdem sei ihm oft langweilig. (A)

- Die Bewegung würde ihm am meisten fehlen. Es bewege sich gerne, und das sei auf der Station nicht gut möglich. Außerdem möge es nicht, dass es immer leise sein müsste und dazu von der Mutter immer angehalten wird. - Die Mutter fügt hinzu, dass sie (Mutter) das Spielzimmer nicht schön fände. Alle Spiele seien durcheinander, so wie das eben genutzte Puzzle. (B)

- In der Nacht vermisse er am meisten seine Eltern. Daher hätte sich auch der Abschied zur vergangenen Nacht mit vielen Tränen besonders schwierig gestaltet. (C)

- Der Junge vermisst einen Schreibblock. (D)

- Sein Zuhause. (E)

- Das Kind vermisse am meisten das Rausgehen und das Autofahren (F)